Let's ask
a doctor
mental
health

心のお医者さん
に聞いてみよう

「双極性障害」ってどんな病気？

「躁うつ病」への正しい理解と治療法

理化学研究所脳科学総合研究センター
加藤忠史 監修

大和出版

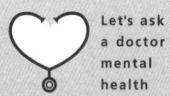

はじめに

双極性障害（躁うつ病）は、古くから二大精神疾患のひとつとされてきた病気です。しっかりと治療しないでいると、躁状態、うつ状態をくり返し、社会生活に大きな影響を与えてしまいます。しかし、再発予防法が確立しており、きちんと病気を認識して受け入れれば、十分にコントロールすることができます。

日本では、一般には双極性障害はまだまだ知られているとはいえません。一方、海外では、拡大解釈されて過剰に診断される動きもあり、正しい理解を深めることが大切です。

これまでにも、双極性障害の本は色々ありましたが、活字ばかりで読みにくいと思われた方もおられたことでしょう。

本書、『「双極性障害」ってどんな病気？』は、絵、図、表を中心に構成されています。この本ならきっと、だれでも気軽にお読みいただけると思います。

双極性障害はどのような病気で、どのように治療すればよいのかを解説したこの本が、患者さん、ご家族、周りの方々がこの病気とつき合っていくためのよき道しるべとなることを願っています。

加藤忠史

CONTENTS

はじめに 002

Part.1
その症状、双極性障害かも

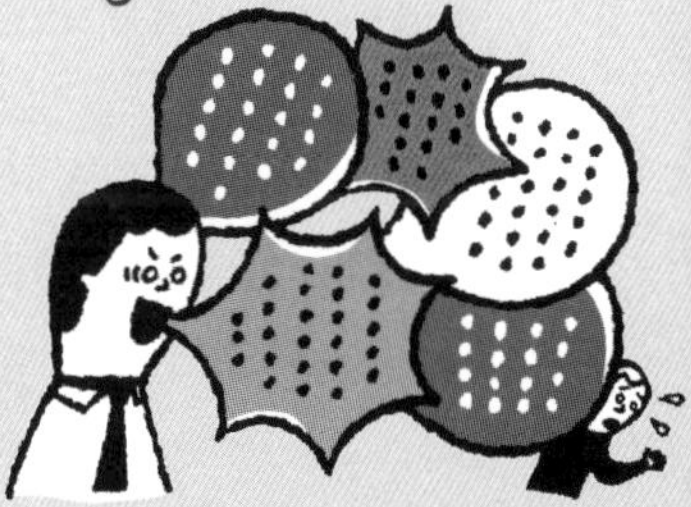

双極性障害とは
症状によってまるで別人のようになる 008

特徴❶
「うつ状態」と「躁状態」がくり返しあらわれる 010

特徴❷
症状のあらわれ方によってふたつのタイプに分けられる 012

Ⅰ型
以前は躁うつ病と呼ばれていた 014

Ⅱ型
うつ状態が長いためうつ病と間違えやすい 016

うつ状態
落ち込みが激しく、なにもする気が起きない 018

躁状態
高揚感にあふれ、なんでもできる気がする 020

混合状態
うつ状態と躁状態が混ざってあらわれる 022

軽躁状態
いつもとまったく違うが問題は起こさない 023

性格との関係
「発症しやすい性格」は決まっていない 024

重症度
軽症・中等症・重症。
症状の重さは3段階 026

躁状態と軽躁状態
軽度の躁状態と軽躁状態は違う 028

重症の症状❶ 周囲との関わり
周囲を振り回し、人間関係がこわれやすい 030

重症の症状❷ 幻聴や妄想
うつ状態では過小評価、
躁状態では過大評価に 032

重症の症状❸ 自殺との関係
うつ状態のときに自殺のリスクがある 034

column
アルコール依存との深い関係 036

Part.2
病気のしくみについて知る

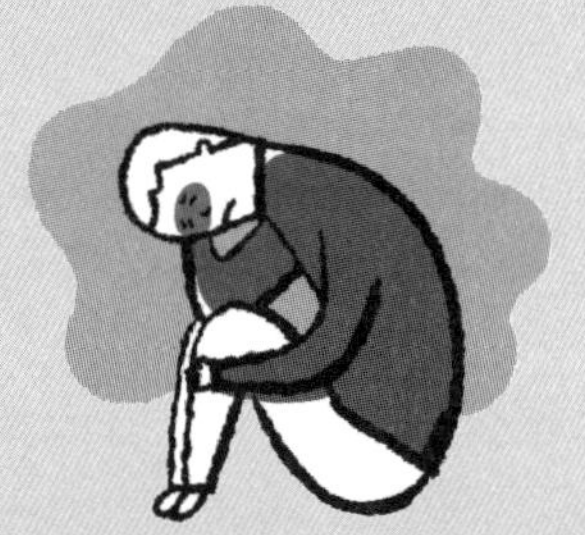

病気の原因
神経伝達物質の分泌の
異常が関係している？ 038

脳の変化
脳の一部の体積が小さくなっている 040

再発の引き金
たった一度の徹夜が
再発のきっかけになることも 042

ストレスは原因?
「原因」ではなくきっかけのひとつ 044

パニック障害、PTSD、摂食障害……
併発しやすい病気は多岐にわたる 046

CONTENTS

間違えられやすい病気
症状が似ているため、診断がむずかしいことも　048

今、双極性障害はここまでわかった！　052

column
子どもの双極性障害は存在するのか　054

Part.3 薬と生活習慣の改善で、気長に治療を続ける

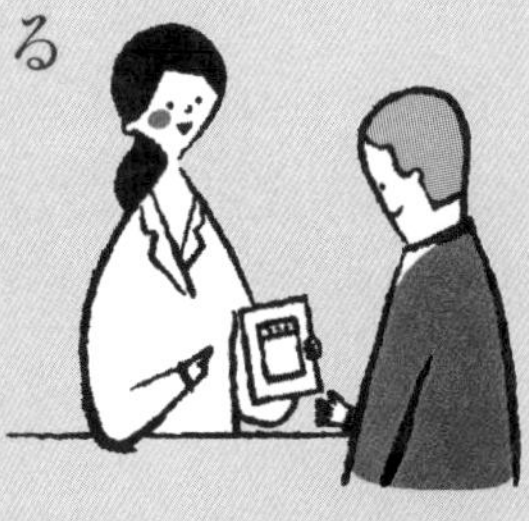

治療のあらまし
薬物療法と精神療法。二本柱でおこなう　056

薬物療法
気分安定薬と非定型抗精神病薬を用いる　058

寛解期の薬物療法
落ち着いてきたときこそ油断は禁物　060

双極性障害に用いるおもな薬　062

精神療法
薬物療法と精神療法は車の両輪　064

心理教育
自分の病気を知り、受け止めるところからスタート　066

対人関係・社会リズム療法
生活リズムを整え、対人関係を改善する　068

認知行動療法
考え方の「クセ」を修正していく　072

家族でかかえ込まずに入院治療を選択する　074

CONTENTS

column
職場の人が「双極性障害かな？」と思ったら…… 076

Part.4 患者さんとむき合って、再発を防止する

病気に気づく
「人が変わった」ようになるのは、脳が変わったせい 078

医療機関にむかわせる
根気強く説得して前向きに取り組む 080

双極性障害とつき合う
患者さん、医師、家族。三者で協力する 082

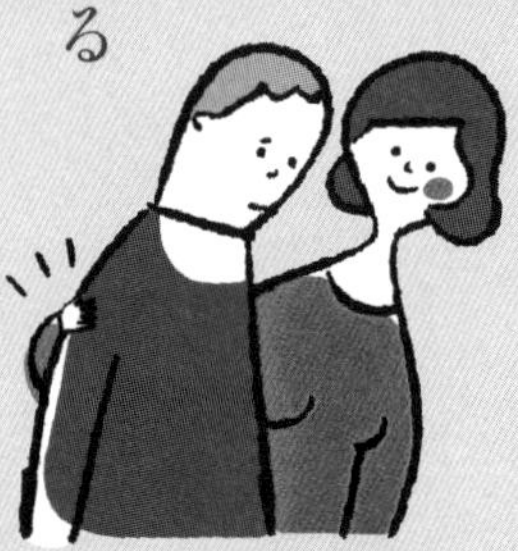

再発にそなえる
どんなときに症状が出るか一緒に話し合う 084

躁状態のときの接し方
否定も肯定もせず、受け流す 086

うつ状態のときの接し方
責めるのはＮＧ！ 声をかけて寄り添う 088

薬の管理
周囲が一緒に管理すればより適切な治療になる 090

自殺を防ぐ
患者さんをひとりにしない 092

双極性障害は治る病気か？
薬物療法で落ち着いてきたらそれは治ったのと同じ 094

参考資料 095

本文デザイン…OMUデザイン 工藤亜矢子
本文イラスト…さいとうあずみ

Part.1

その症状、双極性障害かも

● 双極性障害とは

症状によって まるで別人のようになる

ケース1

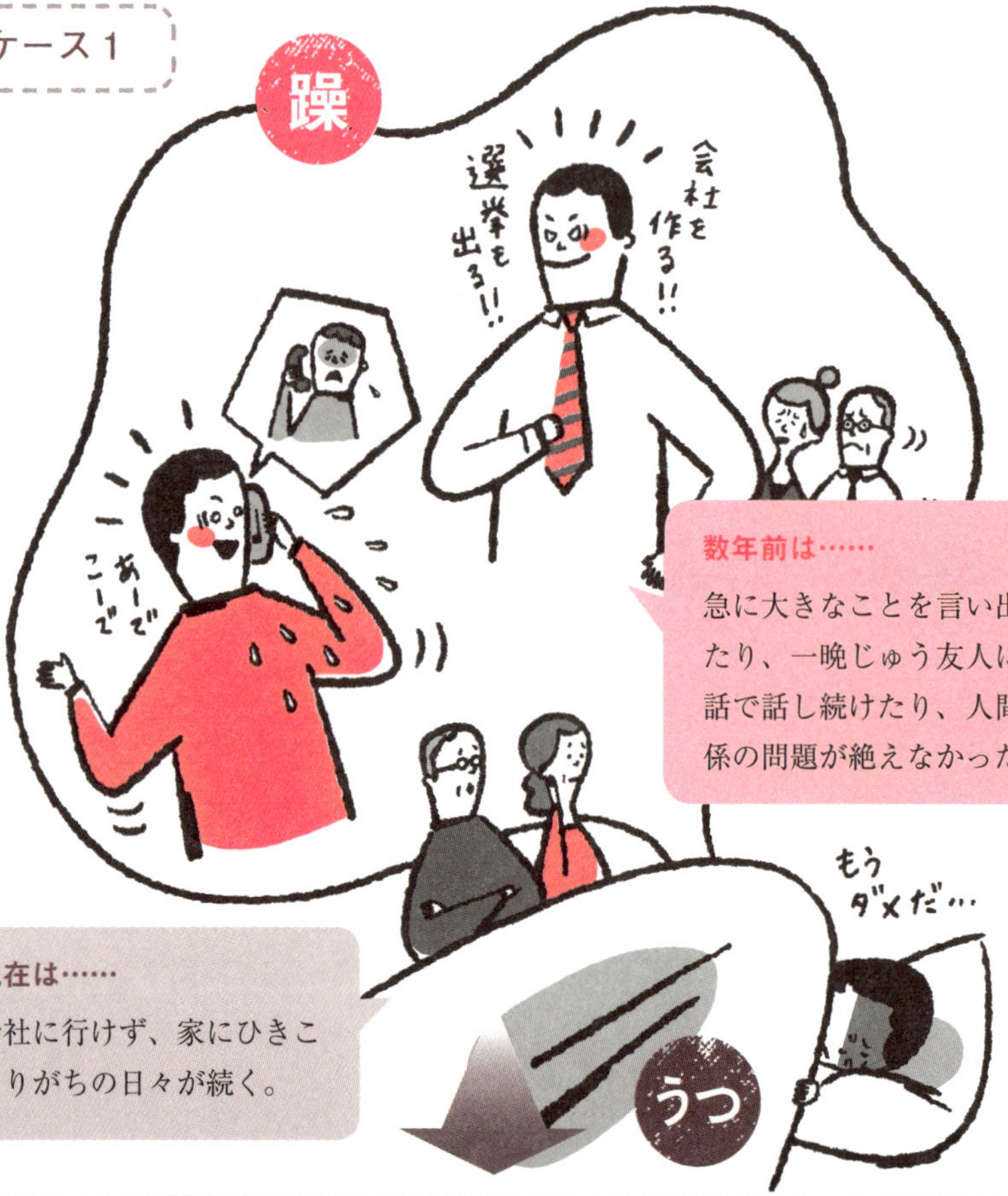
躁
選挙を出る!!
会社を作る!!
あーでこーで
もうダメだ…
うつ

数年前は……

急に大きなことを言い出したり、一晩じゅう友人に電話で話し続けたり、人間関係の問題が絶えなかった。

現在は……

会社に行けず、家にひきこもりがちの日々が続く。

双極Ⅰ型障害かも

→ P.014

憂うつな気分が続いたかと思うと、
以前とは別人のようにハイテンションになる……。
双極性障害とは、どのような病気なのでしょうか。

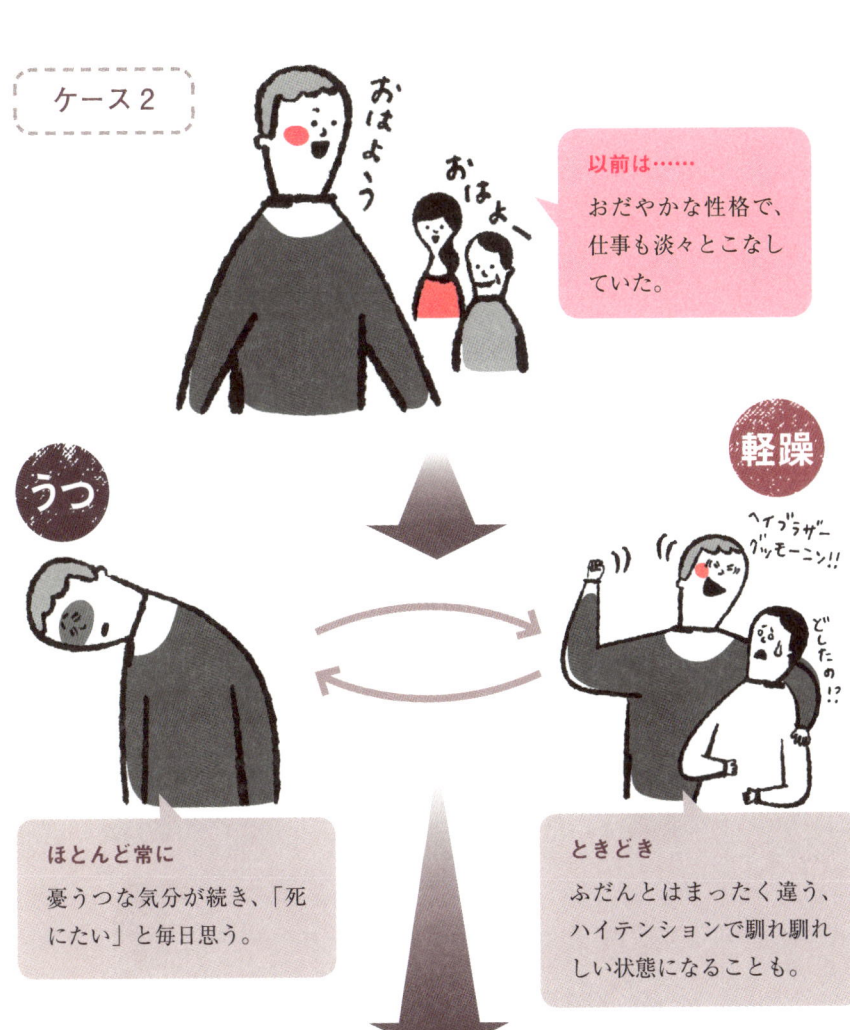

ケース2

以前は……

おだやかな性格で、仕事も淡々とこなしていた。

ほとんど常に

憂うつな気分が続き、「死にたい」と毎日思う。

ときどき

ふだんとはまったく違う、ハイテンションで馴れ馴れしい状態になることも。

双極Ⅱ型障害かも

→ P.016

特徴1

「うつ状態」と「躁状態」がくり返しあらわれる

双極性障害は、気分が病的に高まる「躁状態」と、気分がひどく沈む「うつ状態」がくり返しあらわれる病気です。以前は「躁うつ病」と呼ばれていましたが、「うつ病」を含むこともあり、混乱を招いたため、躁状態とうつ状態の両方が見られるものを双極性障害と呼ぶことになりました。

一方、うつ状態のみが見られるタイプは、〝メジャーな（本格的な）うつ病〟という意味の「大うつ病」と呼ばれます。しかし、一般的にはなじみの薄い病名なので、本書では「うつ病」と表記します。

うつ病は15人にひとりが過去に経験しているという結果があるほど、よく起こる病気です。それに対して双極性障害の発症率は100人にひとり程度と、それほど多くはありません。

column

「うつ病」と診断された後に躁状態があらわれることもある

最初は「うつ病」と診断されたものの、後から躁状態があらわれて、実は双極性障害だった、ということは少なくありません。実際に躁状態が出てからでないと、双極性障害と診断するのはむずかしいのです。

ただし、見分けるポイントはあります。今はうつ状態だけだとしても、「20代前半までに発症」「血縁者に双極性障害の人がいる」「妄想や幻聴がある」の3点すべてにあてはまる場合、双極性障害の可能性があります。躁状態の徴候が出ていないか注意しておきましょう。

多くの場合、うつ状態で過ごす期間が長い

双極性障害のサイクル

うつ状態で発症する人と躁状態で発症する人の割合は、およそ半々。しかし、はじめて受診する患者さんは、うつ状態の場合が多い。うつ状態で過ごす期間が長いことや、躁状態に比べ本人や周囲も病気であると気づきやすいためと考えられる。

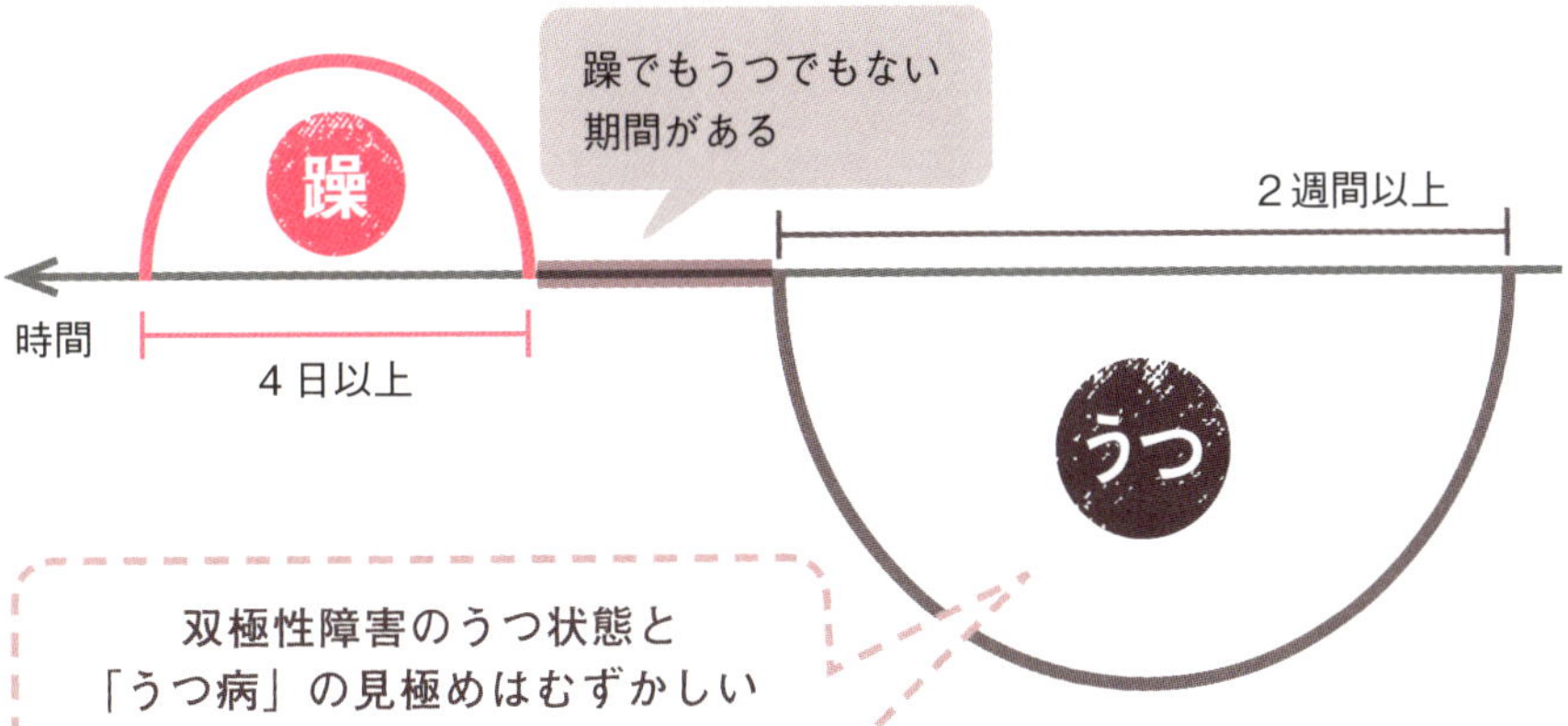

双極性障害のうつ状態と「うつ病」の見極めはむずかしい

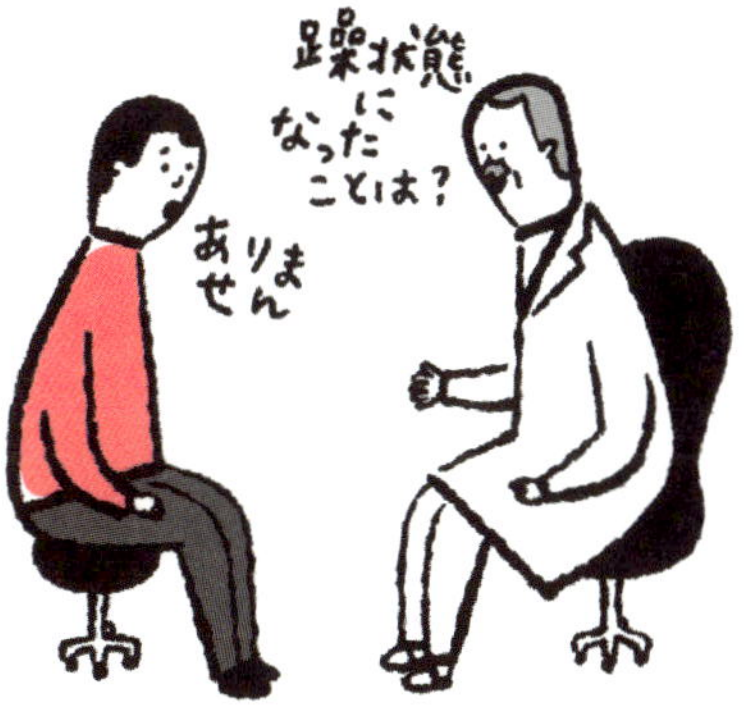

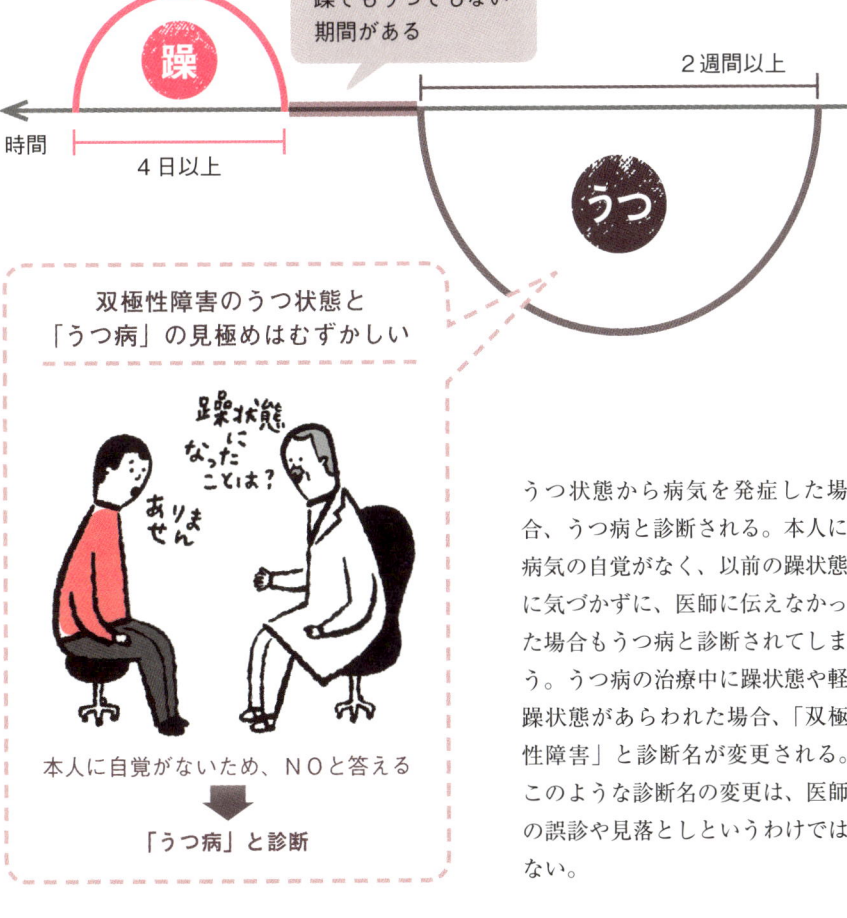

本人に自覚がないため、NOと答える

「うつ病」と診断

うつ状態から病気を発症した場合、うつ病と診断される。本人に病気の自覚がなく、以前の躁状態に気づかずに、医師に伝えなかった場合もうつ病と診断されてしまう。うつ病の治療中に躁状態や軽躁状態があらわれた場合、「双極性障害」と診断名が変更される。このような診断名の変更は、医師の誤診や見落としというわけではない。

特徴2

症状のあらわれ方によって ふたつのタイプに分けられる

双極性障害には、ふたつのタイプがあります。Ⅰ型は躁状態が重いタイプで、Ⅱ型は軽躁状態しかないタイプです。うつ状態は、どちらも同程度です。

Ⅰ型の躁状態は、一般に「躁状態」と呼び、人間関係や仕事で大きなトラブルを起こしたり、自分や他人を傷つけるおそれがあるなど、入院が必要なほど激しい状態です。

Ⅱ型のハイな状態は、「軽躁状態」と呼ばれ、高揚した気分が4日以上続いている状態です。周囲に迷惑をかけたり、職を失うほどではなく、入院を要するほどではありません。本人は「いつもより気分がよい」と思う傾向があるため、見過ごしがちです。

一方で、現在の診断基準では、かなり軽度の軽躁状態の人もⅡ型と診断されている可能性があります。

column

うつ病は「心の風邪」ではなく「心の骨折」

かつて精神疾患に対する差別や偏見が根強かった時代に、「うつ病は心の風邪」と表現したことで差別や偏見は減りましたが、「3日で治るような軽いものではない」という批判もありました。

そこで、「心の骨折」と考えてみてはどうでしょうか。骨折したときは、固定して骨がつながるのを待ちます。うつ病も、しばらく休んで薬を飲み、回復を待つのです（うつ病では神経細胞が萎縮していて、抗うつ薬を飲むことで神経細胞が伸びてつながる、という説もあります）。

Ⅰ型とⅡ型は躁状態に大きな違いがある

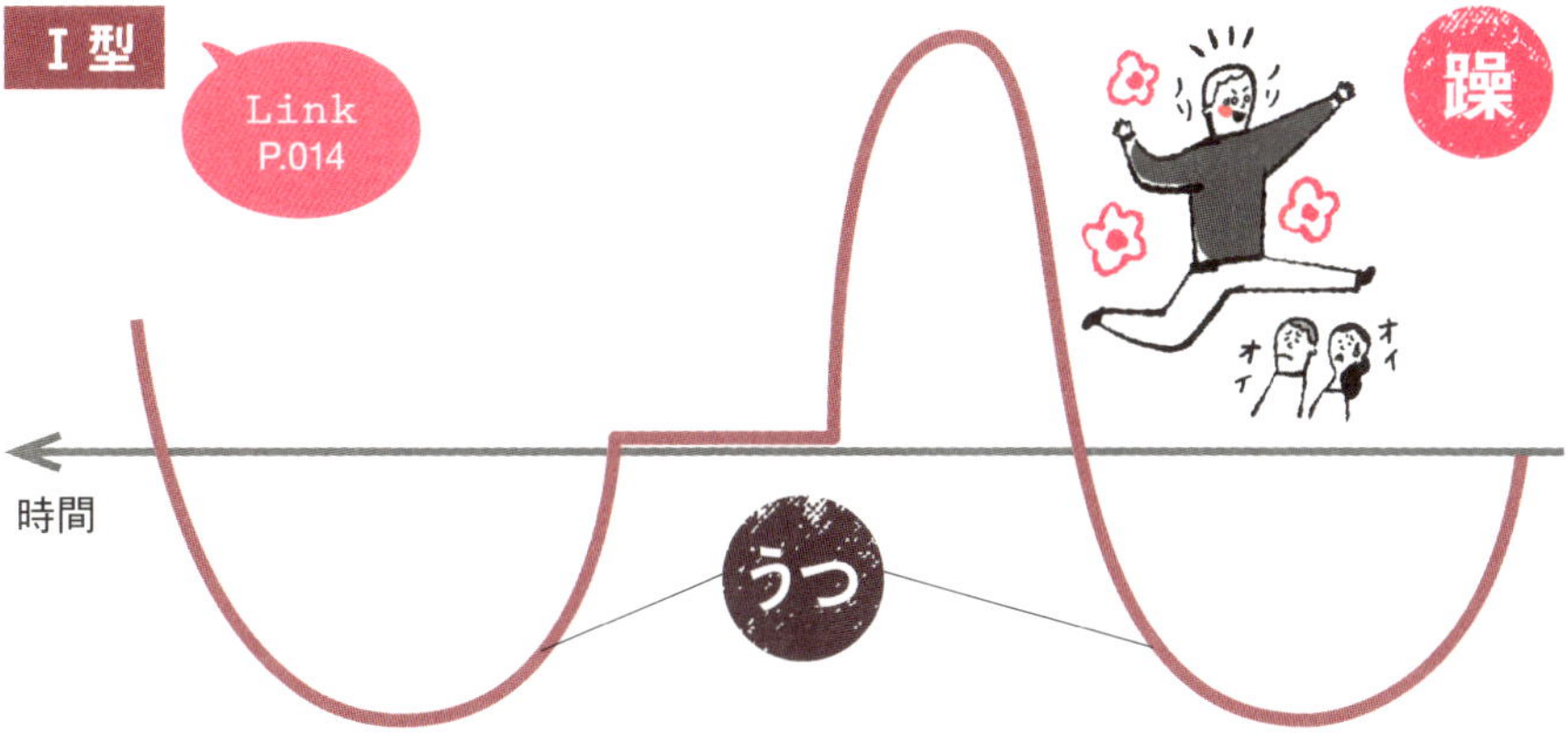

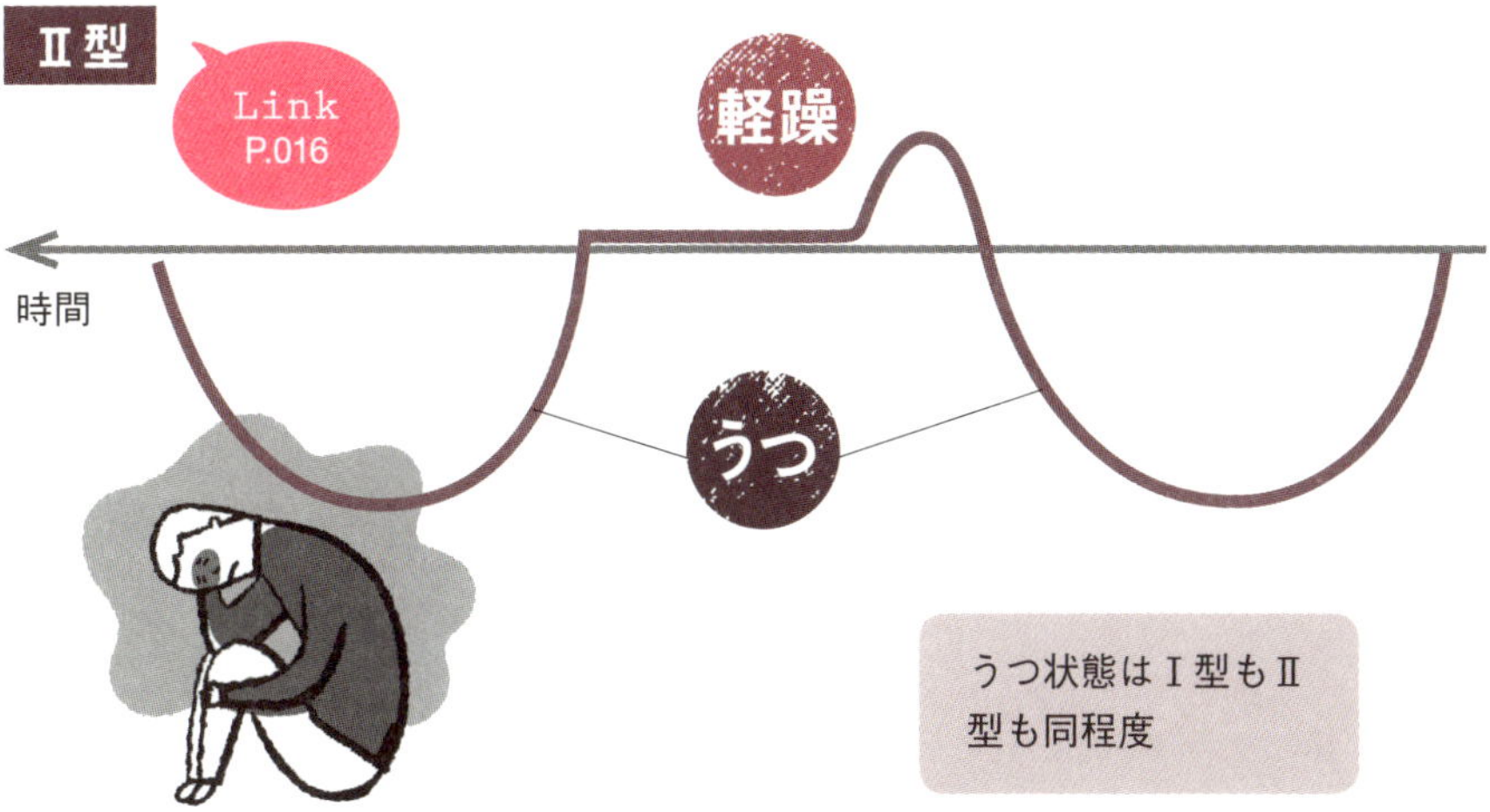

●双極性障害は増加している

現在の診断規準（DSM- Ⅳ）では、Ⅰ型で見られる躁状態は、7日間毎日続くこと、Ⅱ型で見られる軽躁状態は、4日間以上続くこととされている。Ⅱ型の診断基準ができて以来、以前はうつ病と診断されていた患者さんに双極性障害の診断がつくことが増えてきている。

Ⅰ型

以前は躁うつ病と呼ばれていた

双極Ⅰ型障害は、患者さんの家庭や人生を破壊しかねないほどの強い躁状態があらわれることが特徴です。以前「躁うつ病」と呼ばれていたとおり、うつ状態と躁状態がはっきりあらわれる、典型的な双極性障害といえます。躁状態に気づきやすいため、躁状態があらわれた時点で、双極性障害と診断されます。

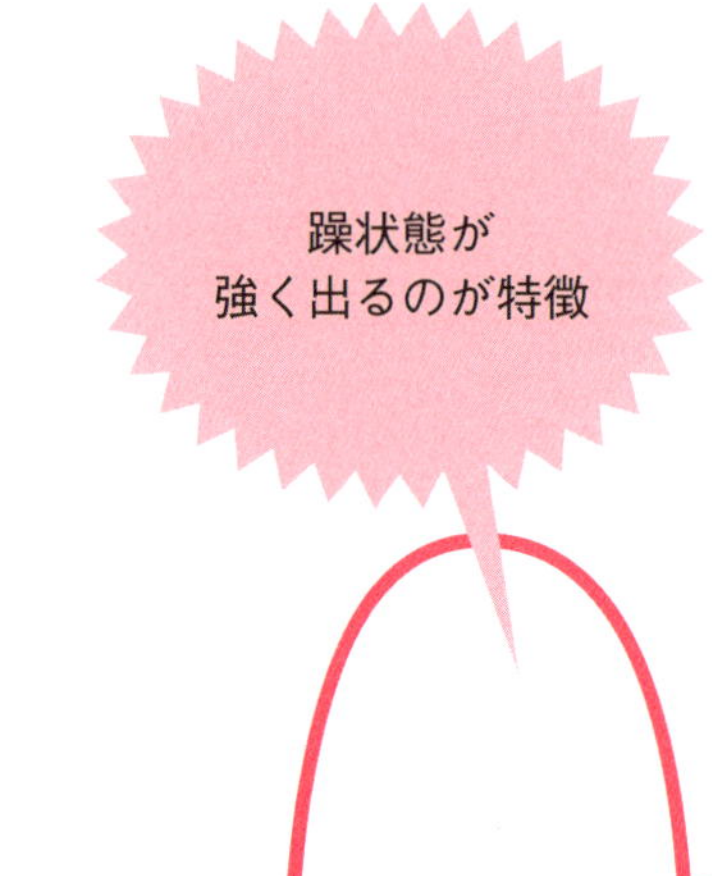
躁状態が
強く出るのが特徴

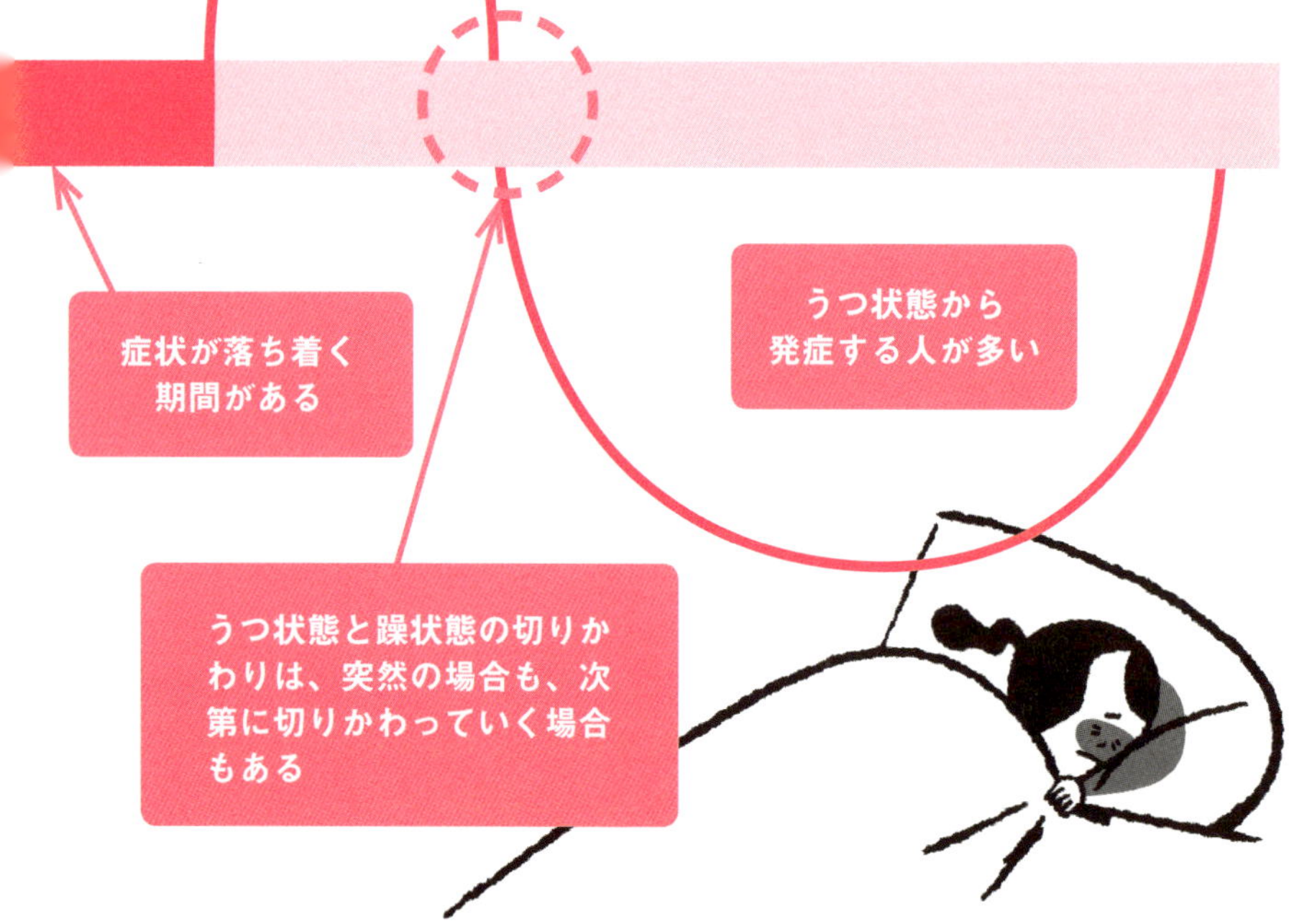
うつ状態から
発症する人が多い
症状が落ち着く
期間がある
うつ状態と躁状態の切りかわりは、突然の場合も、次第に切りかわっていく場合もある

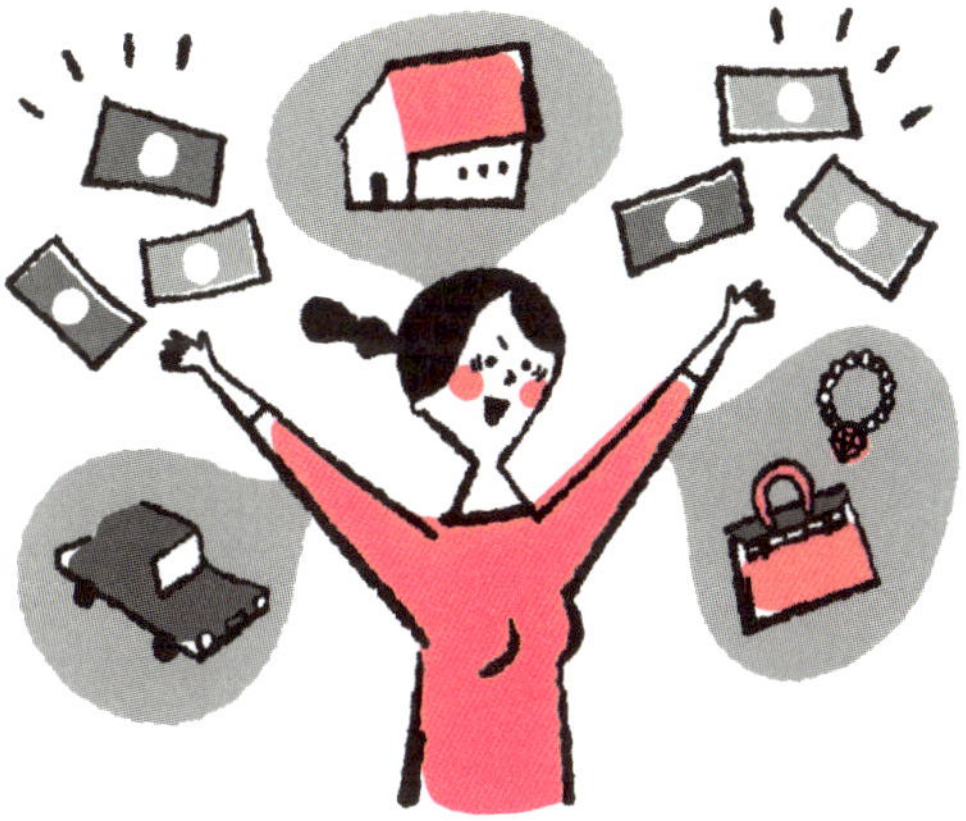

うつ状態のときはⅠ型Ⅱ型の判別はむずかしい

うつ状態だけでⅠ型とⅡ型の判別はできない。うつ状態の症状は、Ⅰ型、Ⅱ型どちらも同じ程度。

うつ病の症状ともほぼ同じであるため、うつ状態でどちらの型か区別するのはむずかしく、過去の躁状態の有無の見極めが重要になる。

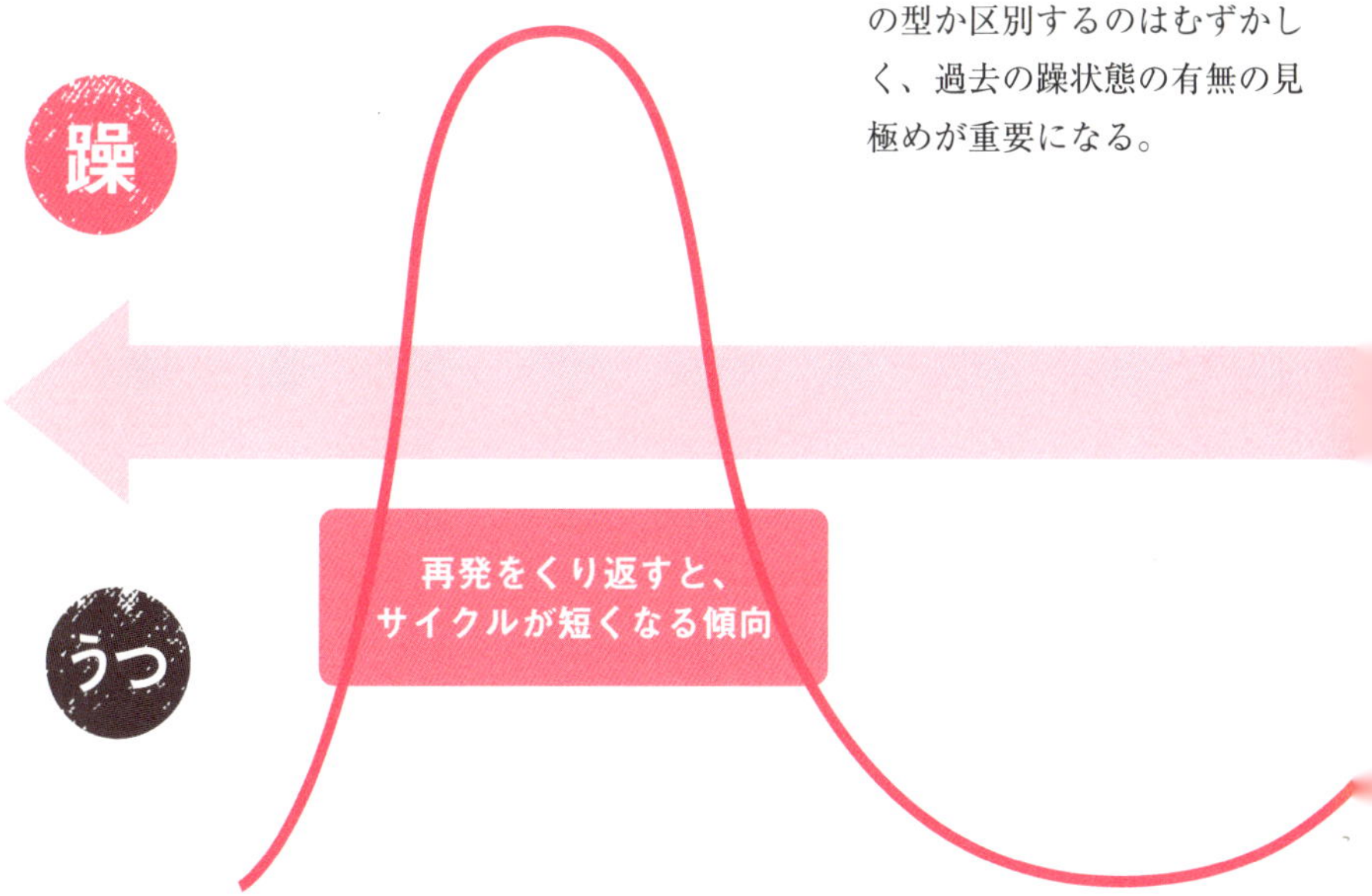

1年間に4回以上くり返すことも

うつ状態と躁状態や軽躁状態を1年に4回以上くり返す状態を「急速交代型（ラピッドサイクラー）」という。これは女性に多いとされている。また、甲状腺ホルモンが低下すると起こりやすく、甲状腺ホルモンを補充することで改善する。

● Ⅱ型

うつ状態が長いため うつ病と間違えやすい

双極Ⅱ型障害は、うつ状態と軽躁状態をくり返します。軽躁状態とは、気分が高揚し、いつもとは打って変わって気が大きくなり、活動的になりすぎる状態です。躁状態ほど周囲を困らせることはありません。本人も周囲も軽躁状態を病気と自覚しにくいため、患者さんの多くが「うつ病」であると考えてしまいます。治療により症状が改善したのか、軽躁状態の症状なのかを見極めるのはむずかしく、診断まで時間を必要とします。

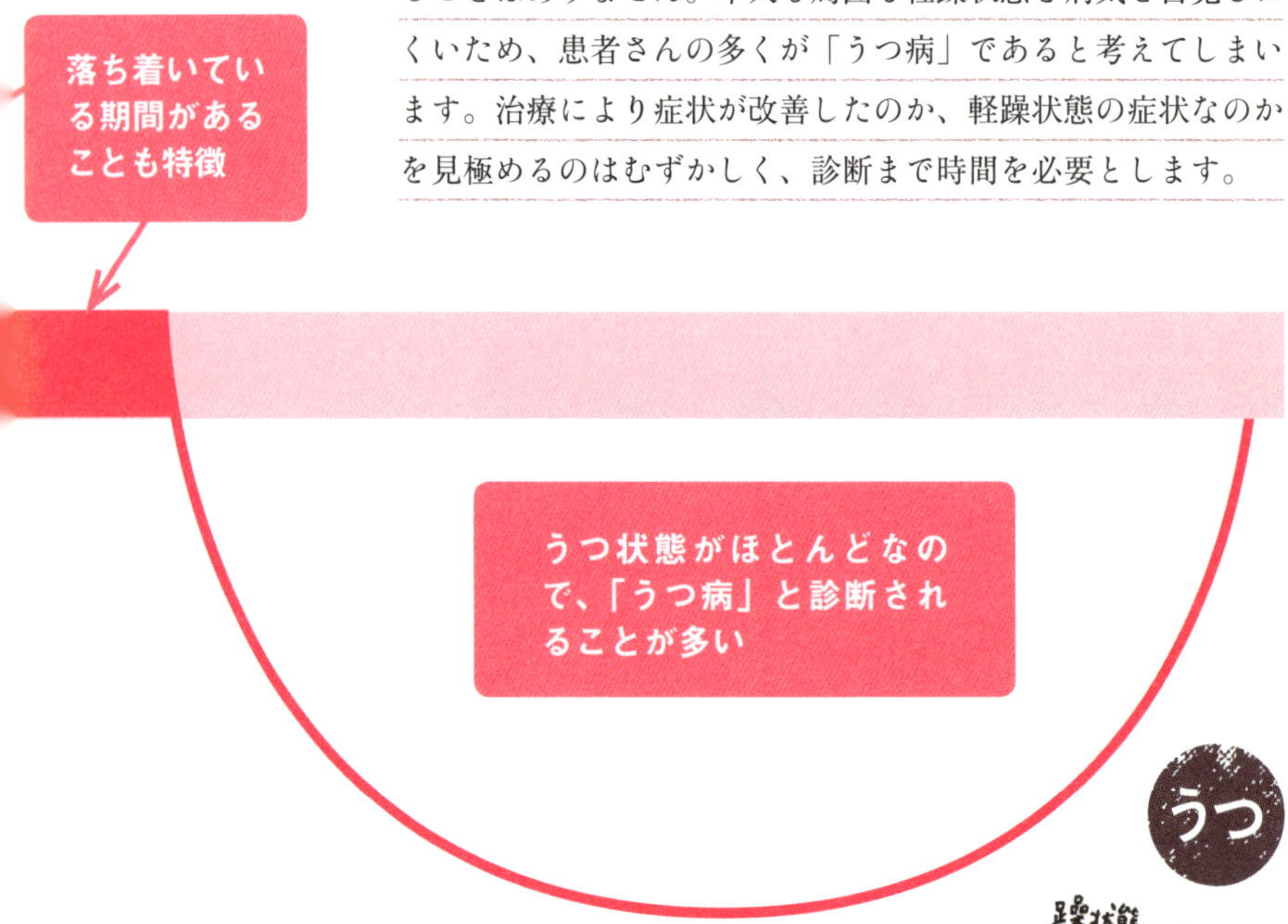

落ち着いている期間があることも特徴
うつ状態がほとんどなので、「うつ病」と診断されることが多い
うつ

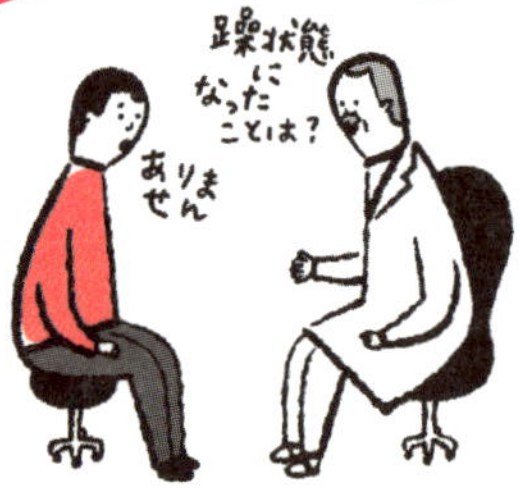

躁状態になったことは？
ありません

次の症状があらわれ、
「双極性障害」と診断が確定するまで
平均８年を要したという報告もある

column 夏は躁、冬はうつになるタイプもある

秋から冬にかけてうつ状態になり、春から夏にかけてうつ状態が改善する、あるいは躁状態になる、という人がいます。これは「季節性うつ病」と呼ばれていて、冬の日照時間が短い地域の人に多く見られます。

一般的なうつ病では、不眠や食欲不振が多く見られますが、季節性うつ病では過眠や過食があらわれやすいという特徴があります。

治療には、朝方に強い光を２時間程度浴びる「高照度光療法」が効果的です。

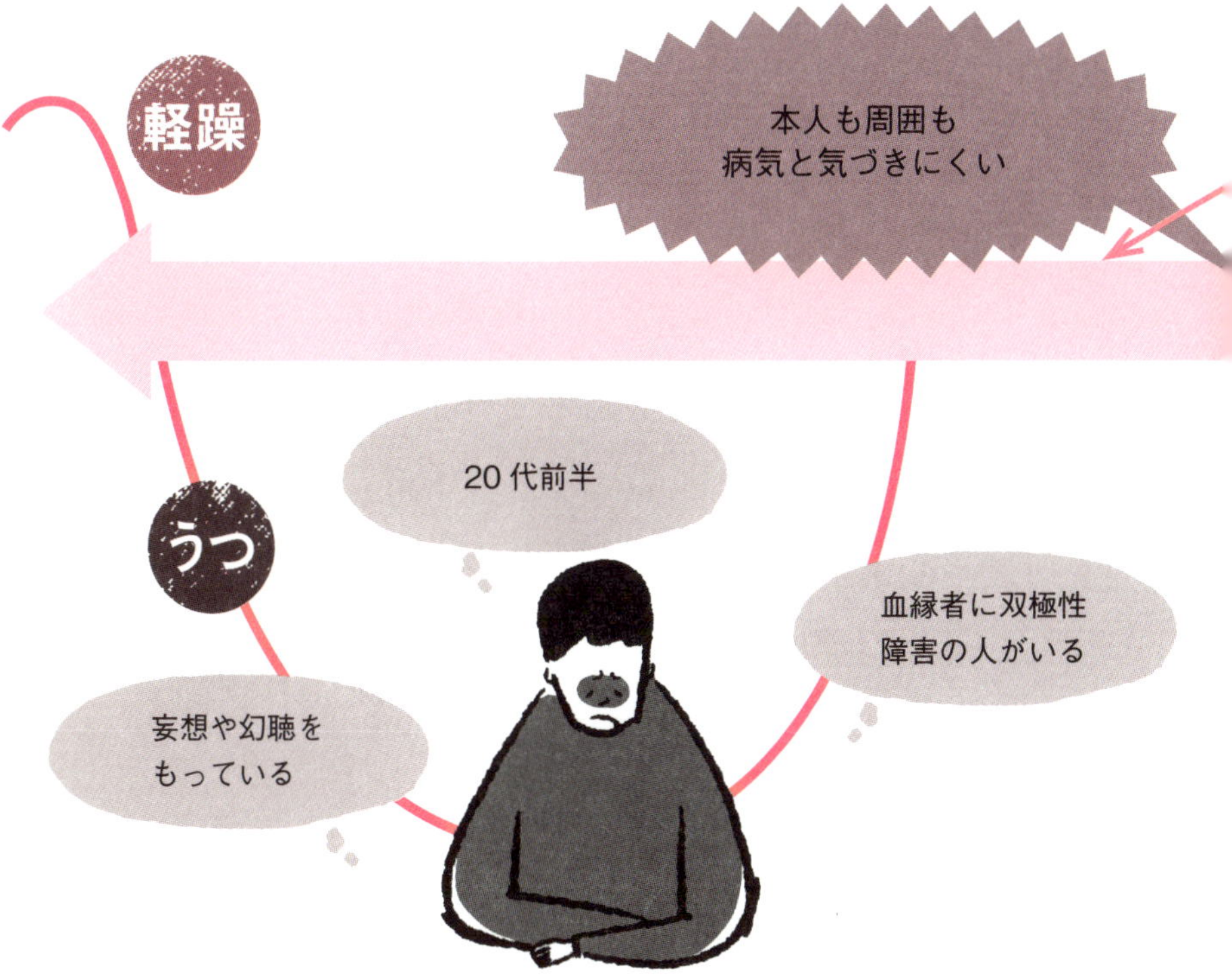
軽躁
本人も周囲も病気と気づきにくい
うつ
20代前半
血縁者に双極性障害の人がいる
妄想や幻聴をもっている

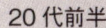

「うつ病」の診断を受けていても、双極性障害の可能性大

うつ

● うつ状態

落ち込みが激しく、なにもする気が起きない

症 状

逃れられない重苦しい気分（抑うつ気分）が続き、あらゆることに興味や喜びを感じられないほど、耐えがたい状態です。抑うつ気分と興味・喜びの喪失のどちらかに加えて、不眠または過眠、疲れやすさ、食欲不振による体重減少または過食、動き・考えがゆっくりになる、集中力・思考力の減退、自責感、死にたくなるなどが一日じゅう、毎日５つ以上同時に見られる状態が２週間以上続くと、うつ状態と診断されます。

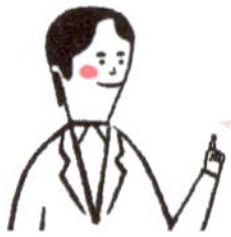

こんな症状に心あたりはありませんか？

step1 病気によって考え方が否定的になる

1. 抑うつ気分がある

わけもなく、表現できないほどのうっとうしさが一日じゅう、そして何日も続く。大切な人を亡くしたときのつらさや、つらいことがあったときの悲しさとは異なる。

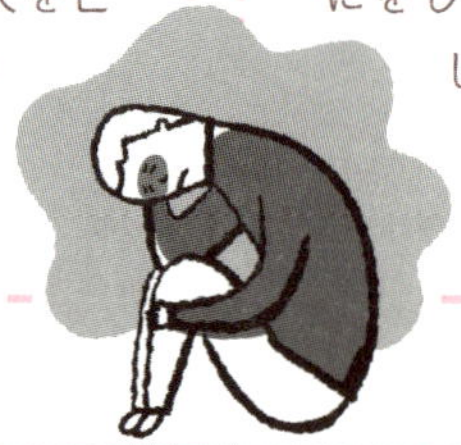

2. 興味や喜びを感じない

すべてのことにまったく関心がもてなくなってしまったり、なにをしても、なにを見てもうれしい、楽しいといった感情がまったくわかなくなってしまう。

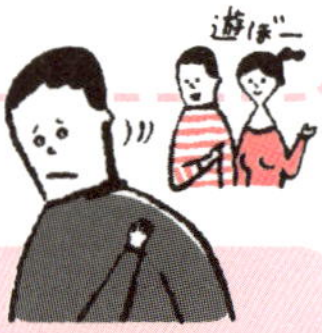

どちらかにあてはまったら、step2 へ

step2 あてはまる症状をチェック

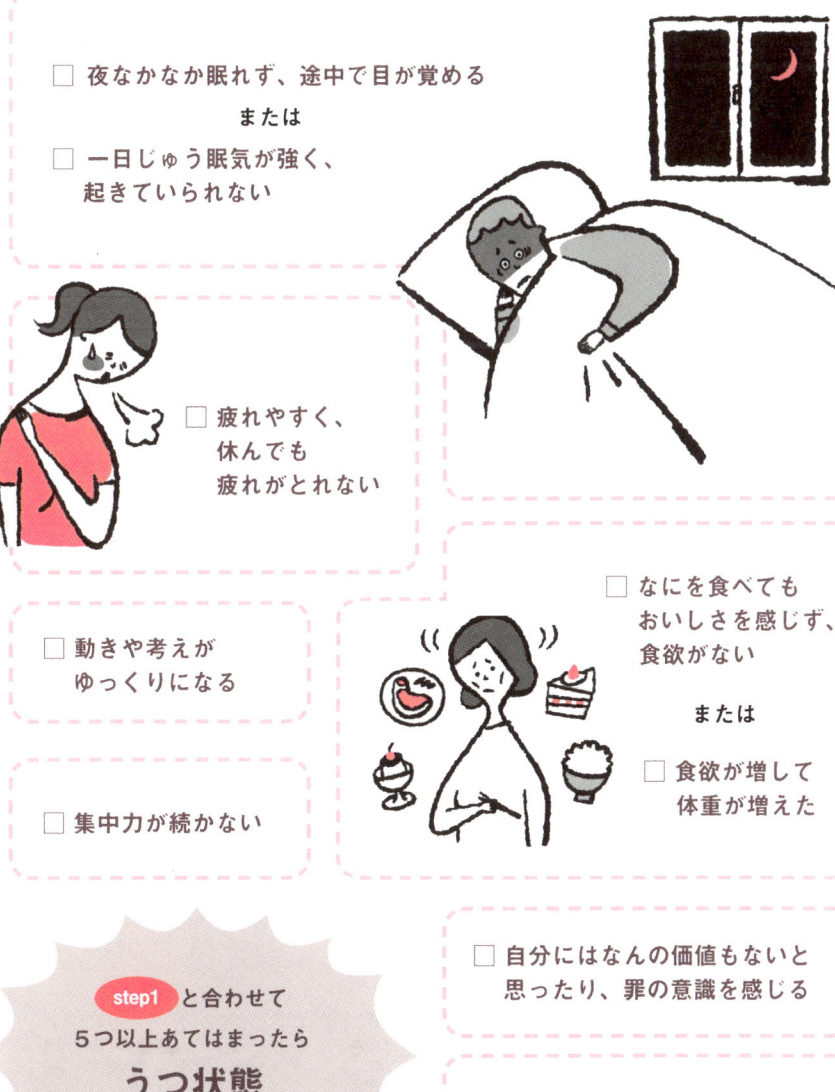

□ 夜なかなか眠れず、途中で目が覚める

または

□ 一日じゅう眠気が強く、
起きていられない

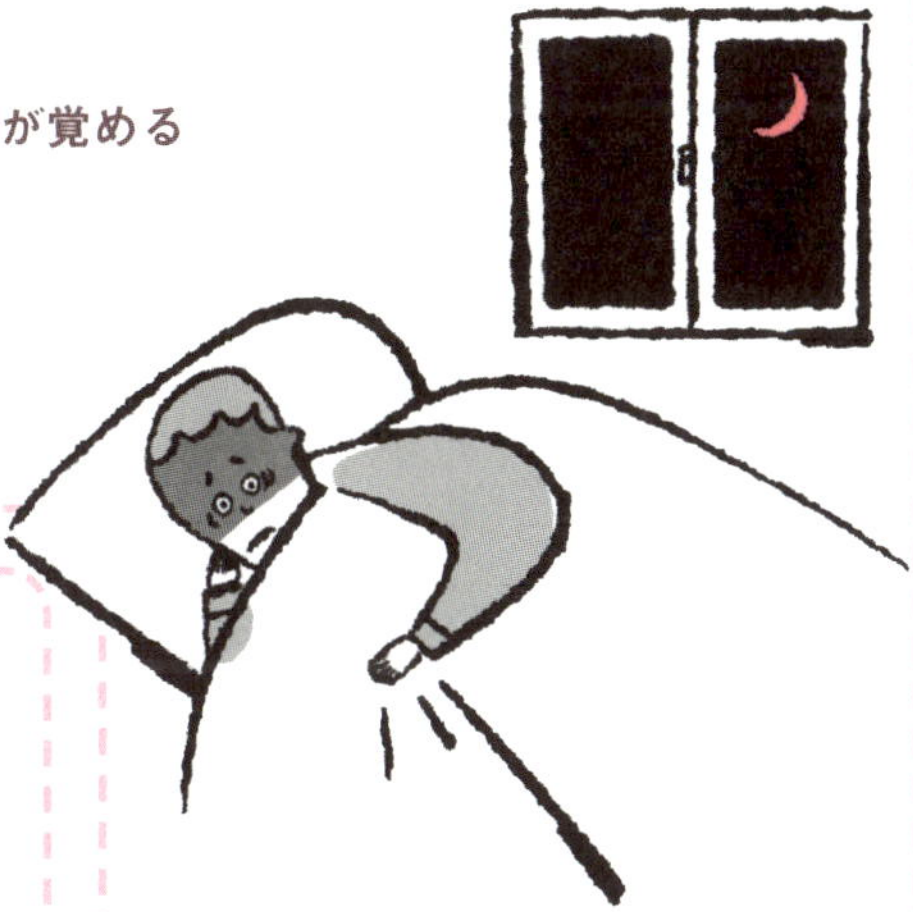

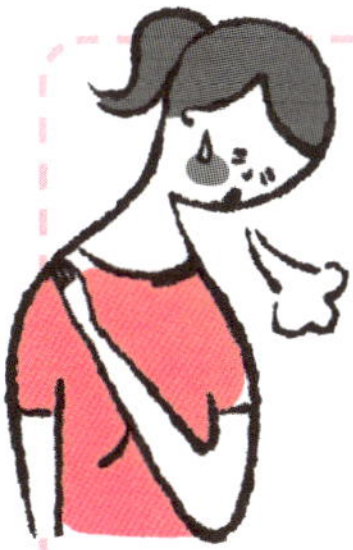

□ 疲れやすく、
休んでも
疲れがとれない

□ 動きや考えが
ゆっくりになる

□ 集中力が続かない

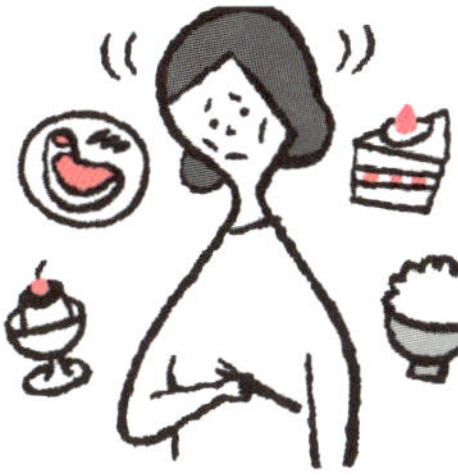

□ なにを食べても
おいしさを感じず、
食欲がない

または

□ 食欲が増して
体重が増えた

□ 自分にはなんの価値もないと
思ったり、罪の意識を感じる

□ 死ぬことを何度も考える

step1 と合わせて
5つ以上あてはまったら
うつ状態
の可能性がある

躁

● 躁状態

高揚感にあふれ、なんでもできる気がする

症状

気分のよさを通り越して興奮状態になったり、イライラして怒りっぽくなります。そのため、人間関係や仕事でトラブルが起きやすくなります。これらに加えて、口数が増えたり、競い合うようにアイディアが浮かんで、次々と新しいことをはじめたり、自分が偉くなったように感じたり、浪費など後々自分が困るようなことに熱中したり、注意力が散漫になるなどの症状が、一日じゅう、毎日、1週間以上続きます。

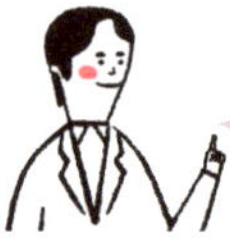

こんな症状に心あたりはありませんか？

step1 典型的な症状

1. 高揚した気分が続く

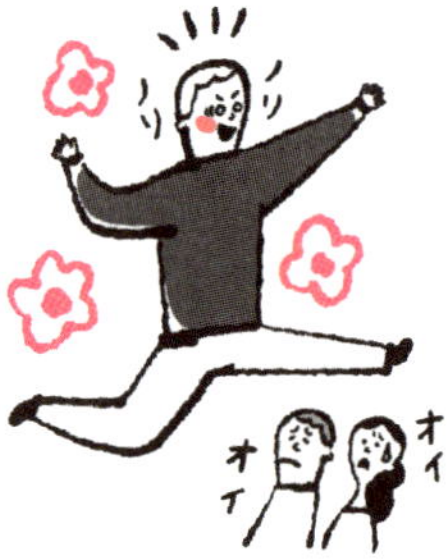

2. 怒りっぽく、不機嫌になる

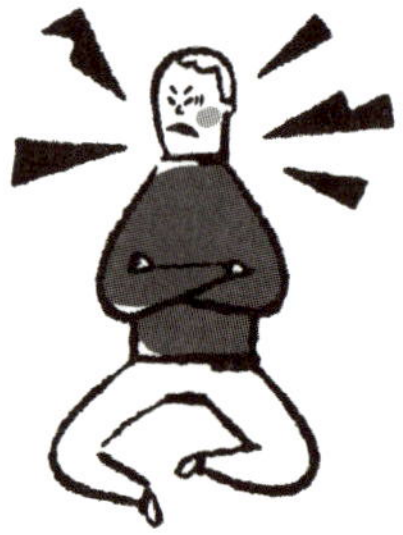

どちらか一方、もしくは両方にあてはまったら step2 へ

step2 あてはまる症状をチェック

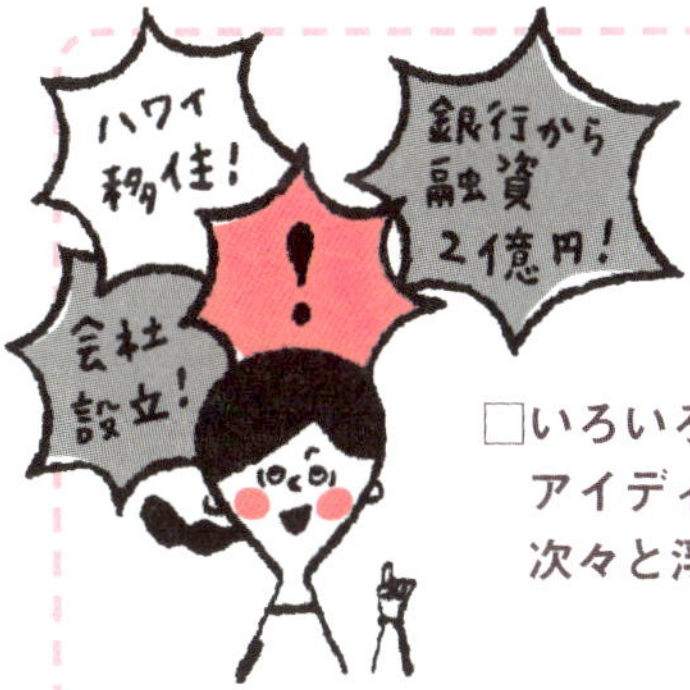
ハワイ移住！
銀行から融資2億円！
!
会社設立！

□いろいろなアイディアが次々と浮かぶ

□いつもより口数が増えた

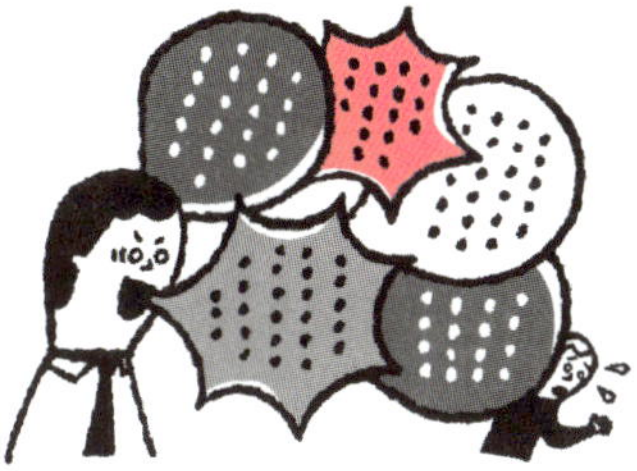

□後々困ることに熱中してしまう（浪費、性的逸脱など）

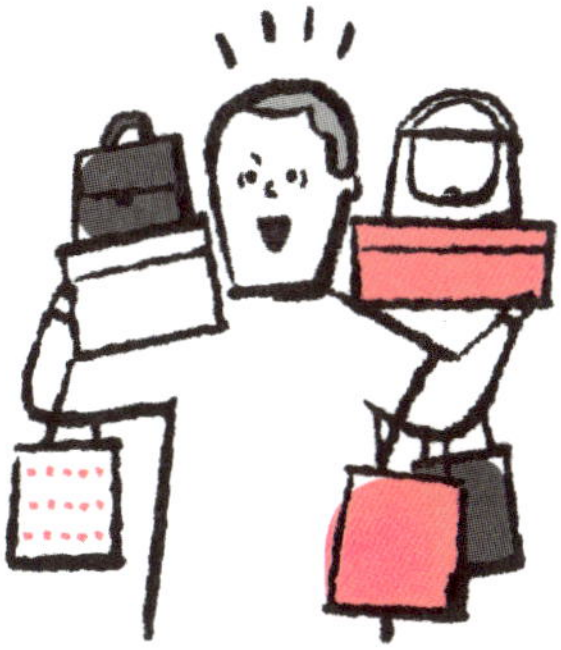

□自分が偉くなったように感じる

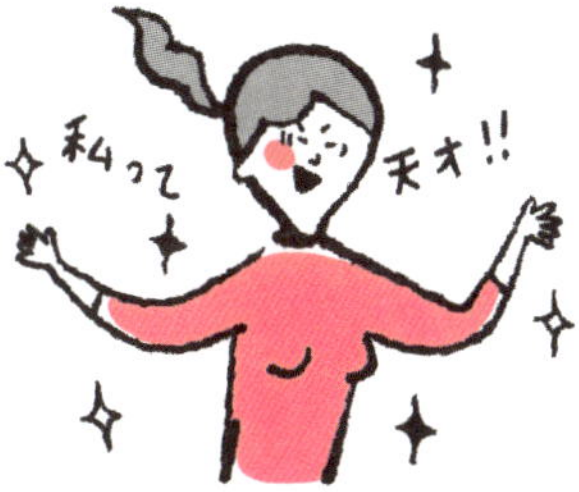
私って
天才!!

□眠らないでも平気

□注意がそれやすい

□じっとしていることがむずかしい

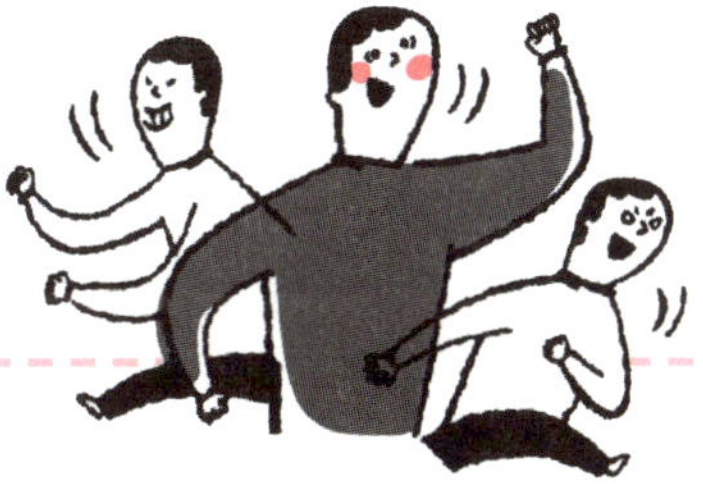

step1 の 1+ step2 3 個以上
or
step1 の 2+ step2 4 個以上

あてはまったら**躁状態**

● 混合状態

うつ　躁

うつ状態と躁状態が混ざってあらわれる

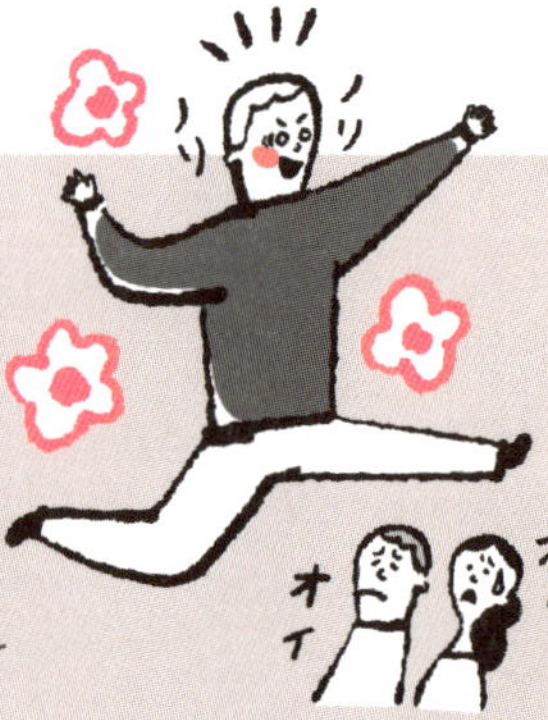

症状

　ひどく落ち込んでいるのに頭のなかではあれこれ忙しく考えていたり、ひっきりなしに話しているのに死にたいほど憂うつな気分だ、など、うつ状態と躁状態が混ざってあらわれていることを混合状態といいます。

　双極性障害では、うつ状態と躁状態の変わり目にあらわれることがあります。「不機嫌躁病」もこれに近い状態です。

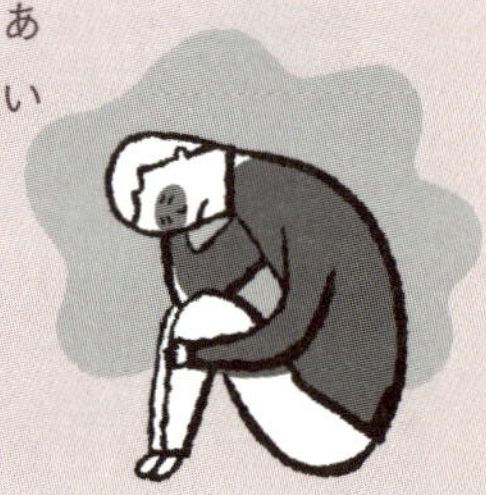

どんなときにあらわれやすい？

- **うつ状態から急激に躁状態に変わるとき（躁転）**
- **躁状態から急激にうつ状態に変わるとき（うつ転）**

注意

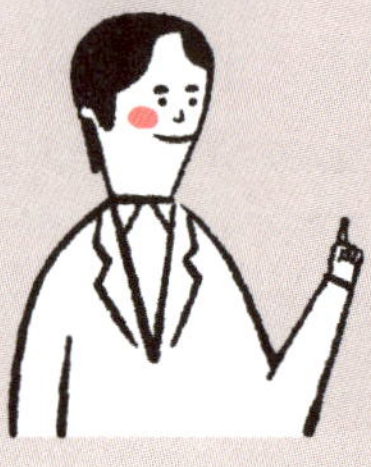

自殺のリスクが高い

混合状態のときは、うつ状態のように自殺したいという気持ちが強くなるのに加えて、躁状態のように行動も活発になるため、自殺のリスクが非常に高くなる。周囲が見ていて危険を感じたら入院治療も考えて。

● **軽躁状態**

軽躁

いつもとまったく違うが問題は起こさない

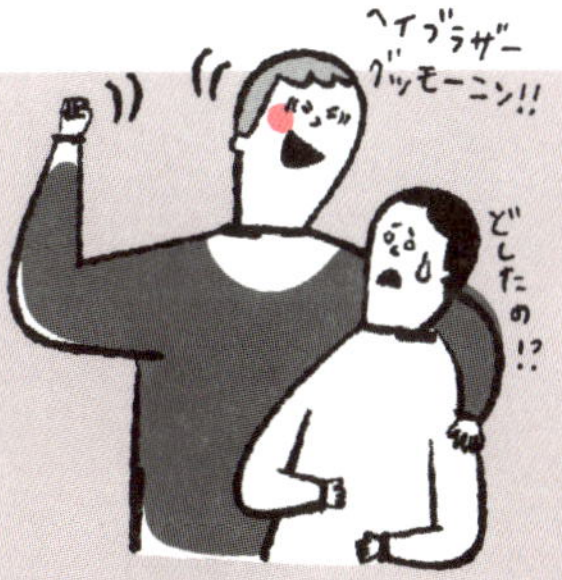

症状

周囲の人に著しく迷惑をかけるというほどではないにしても、いつものその人とはまったく異なる高ぶった気分になることを軽躁状態といいます。本人は「気分がいい」「うつ状態が治った」などと思いがち。ひどい問題を起こすことはないため、周囲も変化に気づいても、それが病的なものとは思わないこともあります。双極性障害Ⅱ型で見られるハイな状態は、このタイプです。

どんなときにあらわれやすい？

- **本人も周りもうつ病だと思っていた人が、調子がよすぎる状態になったとき**

注意

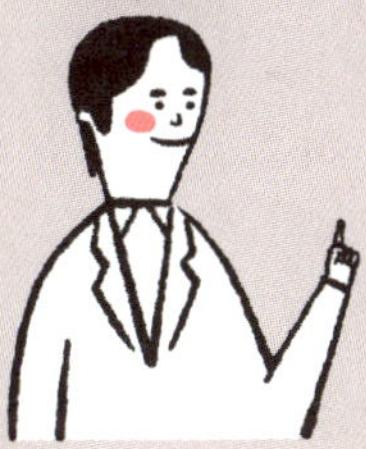

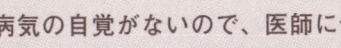

病気の自覚がないので、医師に伝えない

軽躁状態を訴えて医療機関にかかる患者さんは少ない。本人も周囲も、ふだんと違うとは思っても、それが病気とまでは思わないからだ。うつ状態の後に軽躁状態があらわれた場合、入院治療の必要はないが、通院での治療は必要。また、「軽躁」と「軽症の躁状態」は違うので注意（28ページ）。

● 性格との関係

「発症しやすい性格」は決まっていない

「うつ病は真面目で几帳面な人がなりやすい」とよくいいますが、たしかに、うつ病になりやすい性格のタイプはあります。では、双極性障害の場合はどうでしょうか。

気分がコロコロ変わるのは、性格か、病気のはじまりか？

陽気に話していたかと思えば、ひどく落ち込んでいる……。かつては、このように気分がコロコロ変わりやすい性格（循環性格）の人が双極性障害になりやすいと考えられていました。

しかし、最近の研究により、もともとの性格と双極性障害の発症にはそれほど関連はないことがわかりました。現在では、気分に波がある状態は気分循環性障害と呼ばれ、性格ではなく病気のひとつと考えられています。

気分循環性障害は幻の診断名!?

気分循環性障害は、軽躁状態しかなく、うつ状態も軽いため、生活に支障はあまり出ません。そのため、受診する人は少なく、診断がつくこともほとんどありません。仮に診断されても、すぐ治療する必要もないのです。

だからといって軽く考えていいわけではありません。双極性障害のⅠ型あるいはⅡ型に進展することがあるからです。気分循環性障害が10～20代からはじまり、血縁者に双極性障害を発症した人がいる場合は、いずれ進展する可能性もあるので注意が必要です。

しかし、逆にいえば、気分が変わりやすいのも、個性のひとつなのだといえるでしょう。

もしかして、気分循環性障害？

10～20代のころ

気分がよい程度の
軽躁状態

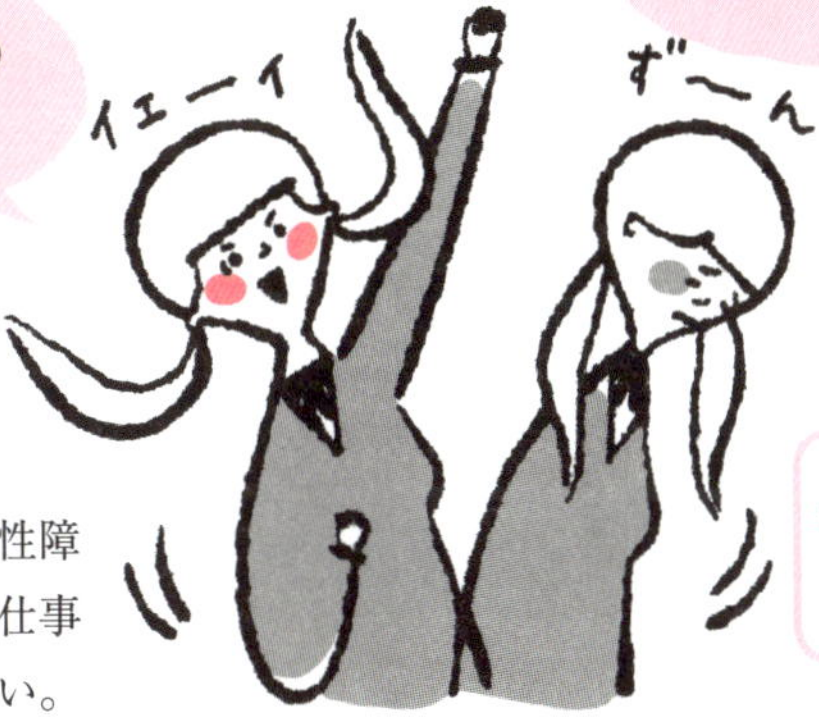

「うつ病」ほどではない
うつ症状

軽いうつ症状と気分がよい程度の軽躁状態を２年以上くり返すことを「気分循環性障害」という。ふだんの仕事や学校生活に支障はない。

学校生活や社会生活
は送れている

成長とともに……

血縁者に双極性
障害の人がいる
場合など

相変わらず、気分屋。
しかし、社会生活に
支障はない

うつ状態がひどく
ひきこもりがちに

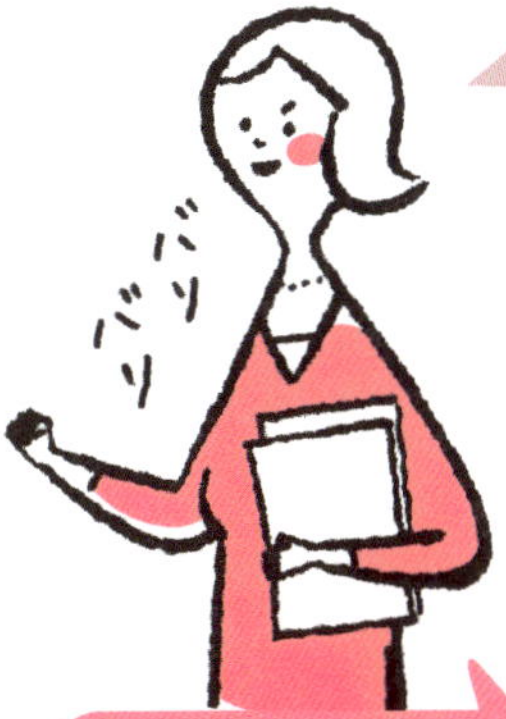

血縁者に双極性障害の患者さんがいる場合などは、気分循環性障害から双極性障害に進展する可能性がある。しかし、必ず進展するというわけではなく、日常生活に支障をきたすこともないため、気分循環性障害だからといってすぐに治療をおこなう必要はない。

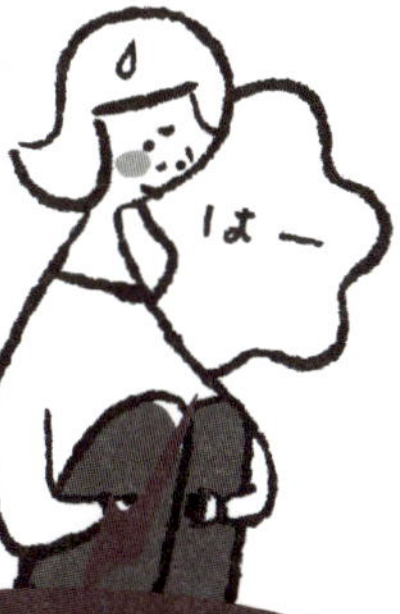

コロコロ変わる気分も、個性のひとつ

双極性障害（Ⅰ型、Ⅱ型）に
進展する可能性がある

● 重症度

軽症・中等症・重症。症状の重さは3段階

双極性障害の症状は、うつ状態、躁状態それぞれ3段階に分けられています〈DSM-IV-TR（アメリカの精神医学会が2000年に発表した『精神疾患の診断・統計マニュアル』）による〉。

症状にいち早く気づいて適切な治療を受けるためにも、どのような症状があるのか知っておきましょう。

「怠け者」とは違う！ 軽度のうつを見逃さない

双極性障害は、うつ状態からはじまることが多いものです。

うつ状態の軽度では、落ち込んだり、人と会うのがおっくうになったり、寝つきが悪くなったりします。中程度になると、食事をおいしく感じられなくなったり、自分を責める考えが出てくるようになります。身だしなみにかまわなくなることもあるでしょう。重度になると、深い悲しみにとらわれ、何事にも関心がなくなり、自殺願望が出てくることもあります。

躁状態は、軽度であっても入院が原則

躁状態は、軽度ではイライラして落ち着きがなくなります。中程度では、正常な判断力を失い、集中力が乏しくなり、重度になると誇大妄想を抱くこともあります。ただし、本人は自信満々なので、病気という認識はありません。また、浪費をして借金をかかえたり、性的にだらしなくなったり、人とけんかをするなど、さまざまなトラブルを引き起こします。

こうしたことから、躁状態では、原則的に入院が必要です。

重症度で異なる症状

うつ状態・躁状態それぞれの重症度

	うつ状態	躁状態
〈軽症〉	・仕事や学校、日常生活に支障がない ・人間関係への影響はわずかしかない	・躁状態の症状を最小限でも満たしている（20ページ）
〈中等症〉	“軽症”と“重症”の間	・著しく活動的になる ・適切な判断が困難になる
〈重症〉	・妄想や幻覚をともなっている 妄想や幻覚がなくても…… ・うつ状態の症状を最小限以上満たしていて、日常生活や人間関係への影響が著しい（18ページ）	原則入院が必要 ・妄想や幻覚をともなっている 妄想や幻覚がなくても…… ・本人や周囲への身体的障害を防ぐため、ほとんどいつも監視を必要とする

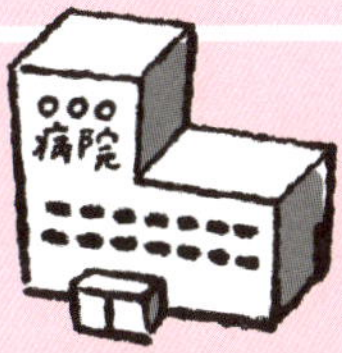

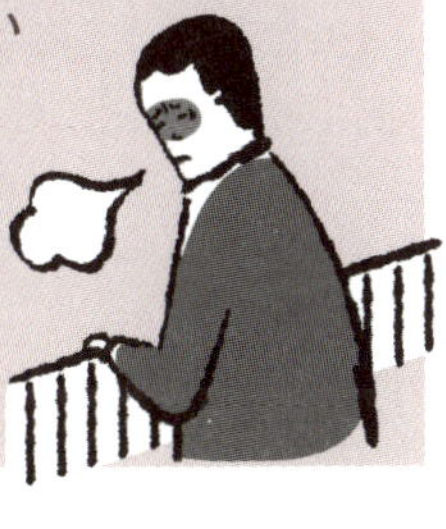

● 躁状態と軽躁状態

軽度の躁状態と軽躁状態は違う

双極性障害のⅠ型では躁状態があらわれ、Ⅱ型では軽躁状態があらわれます。そこで、「Ⅰ型の躁状態の軽度と、Ⅱ型の軽躁状態はどちらが軽いの？　なにが違うの？」と疑問をもたれる人もいることでしょう。言葉が似ているのでまぎらわしいのですが、このふたつは違うものです。

躁と軽躁は別の病気？

Ⅰ型の躁状態は、周囲が困るほどひどい躁状態で、軽度でも入院が必要です。一方、Ⅱ型の軽躁状態は、周りから見て、明らかにいつもと違う状態ではあるものの、大きな問題を起こすことはありません。ですから、躁状態の軽度と軽躁状態のどちらが軽いかといえば、軽躁状態だといえます。

また、かつての調査で、Ⅰ型の患者さんの血縁者にはⅠ型が発症し、Ⅱ型の患者さんの血縁者にはⅡ型が発症する、ということがわかっています。このことから、躁状態を示すⅠ型と軽躁状態のみを示すⅡ型は、別の病気だと考えられています。

軽躁状態の発見、診断はむずかしい

別の病気とはいえ、程度が違うだけであらわれる症状は同じです。そのため、どこまでを軽躁状態とするのか、医師によって意見が異なっており、診断に混乱が生じているのが現状です。

軽躁状態そのものが本人も周囲も気づきにくく、発見が遅れがちなこともあり、軽躁状態の診断はとてもむずかしいといえます。

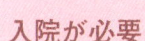

軽い躁状態は軽い病気ではない

● 軽躁状態と躁状態の境界

軽躁

本人

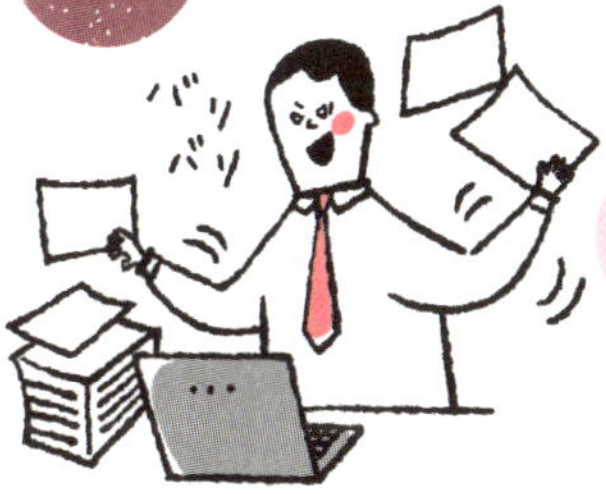

自信に満ちあふれ、
眠らないでも平気

入院は必要ない

周囲

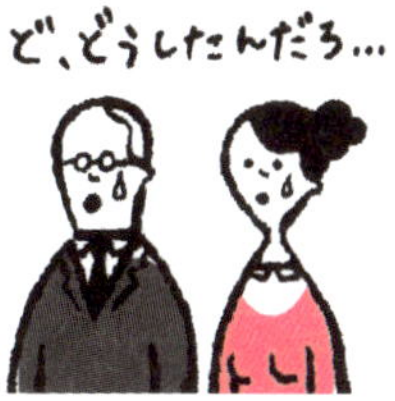
ど、どうしたんだろ…

いつもとは違うが、
周囲に迷惑はかけない

軽躁状態は、周囲に迷惑をかけることは少なく、通院による治療が基本。

躁

本人

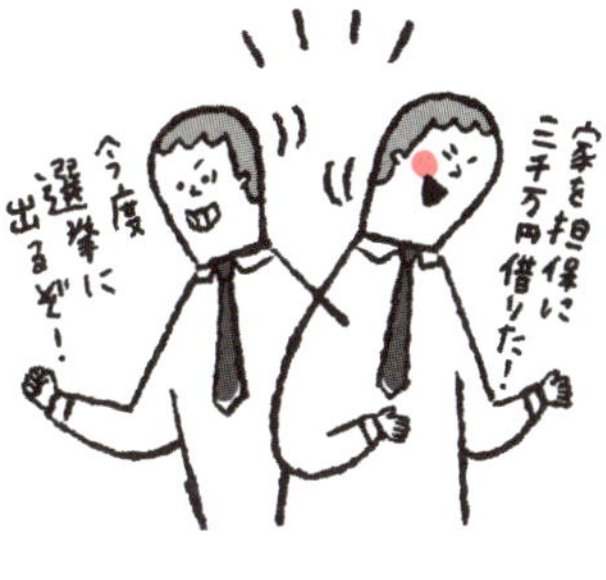
今度選挙に出るぞ！
家を担保に三千万円借りた！

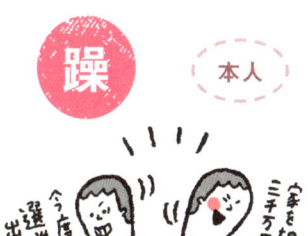

病気なんかじゃない！
自分はすばらしい！

入院が必要

↓

軽症～重症に分かれる
(26 ページ)

周囲

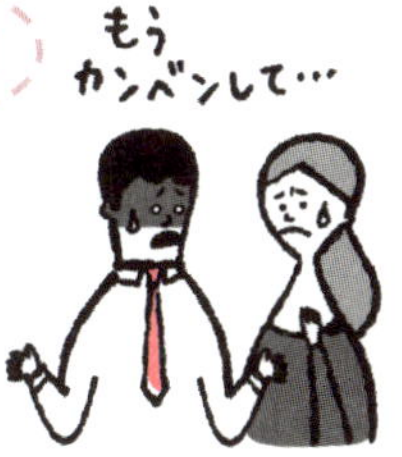
もう
カンベンして…

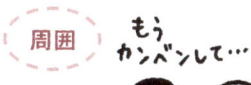

周囲への負担が大きく、
手に負えない

躁状態は、本人や周囲への負担が大きく、人生や家庭を破壊してしまうおそれも。

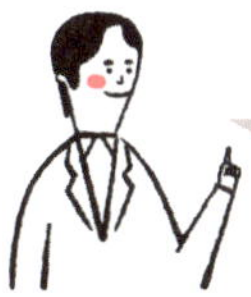

躁状態は、軽症であっても入院が必要なほど「重症」。
言葉の誤解に注意！

● 重症の症状❶　周囲との関わり

周囲を振り回し、人間関係がこわれやすい

Case 1　会社に行けなくなってしまった

入社10年目の働き盛りAさん

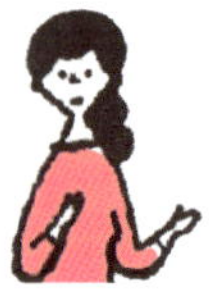

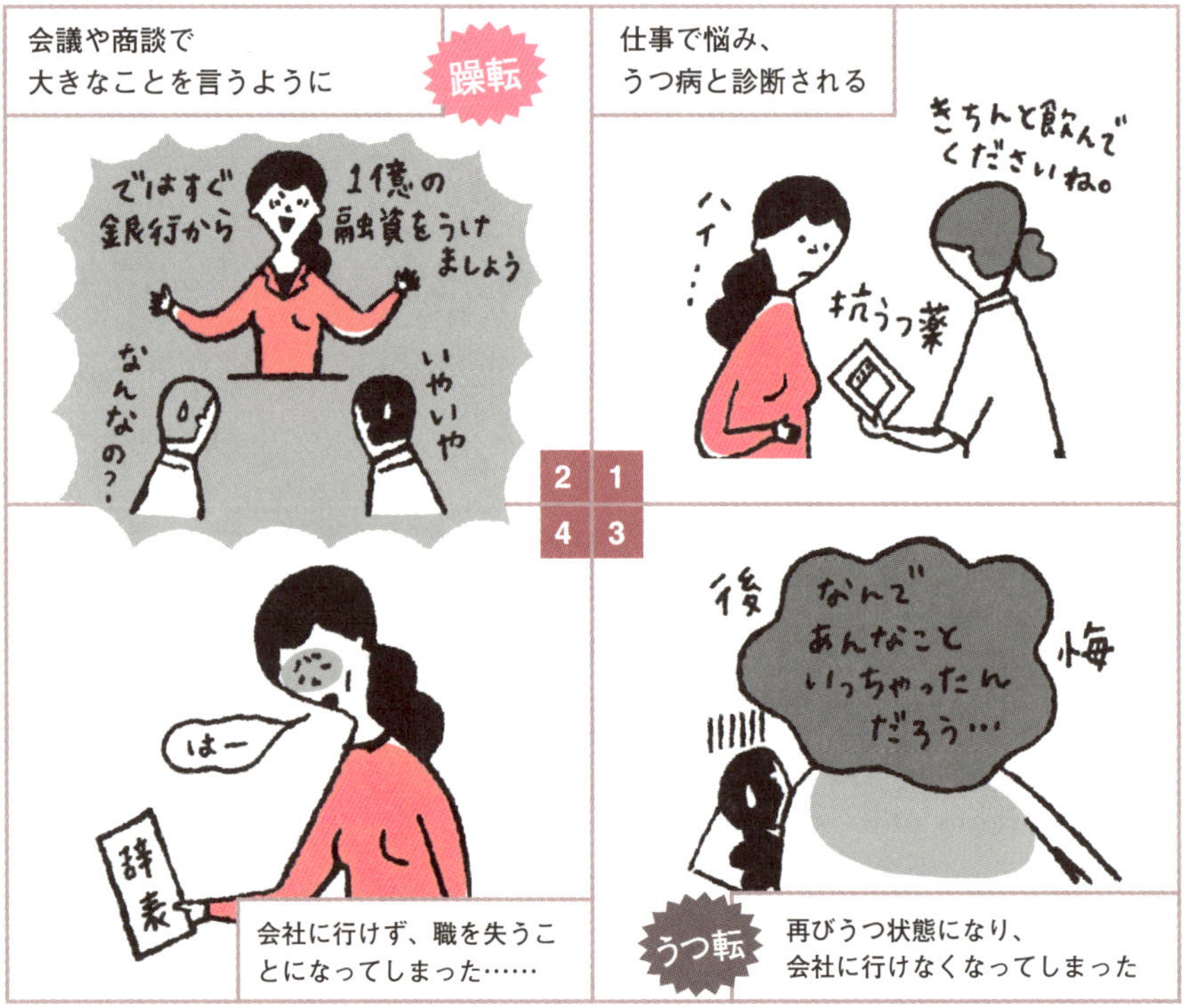

仕事で悩み、うつ病と診断される
きちんと飲んでくださいね。
ハイ…
抗うつ薬
会議や商談で大きなことを言うように
躁転
ではすぐ銀行から
1億の融資をうけましょう
なんなの?
いやいや
後
悔
なんであんなこといっちゃったんだろう…
うつ転
再びうつ状態になり、会社に行けなくなってしまった
はー
辞表
会社に行けず、職を失うことになってしまった……

躁状態があらわれる以前のうつ状態で受診した場合は、うつ病と診断され、抗うつ薬による治療がおこなわれることが多い。薬によって躁転してしまう場合も。

双極性障害は、周囲との関係に大きく影響します。
うつ状態のときには、無気力になり、家にとじこもりがちになります。
躁状態のときには、お金を使いまくったり、言葉で人を傷つけたり……。
ときには人生を大きく狂わせるリスクがあります。

Case 2　気づかないうちに自己破産

転職したての会社員Bさん

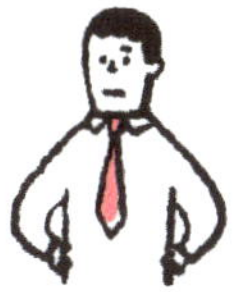

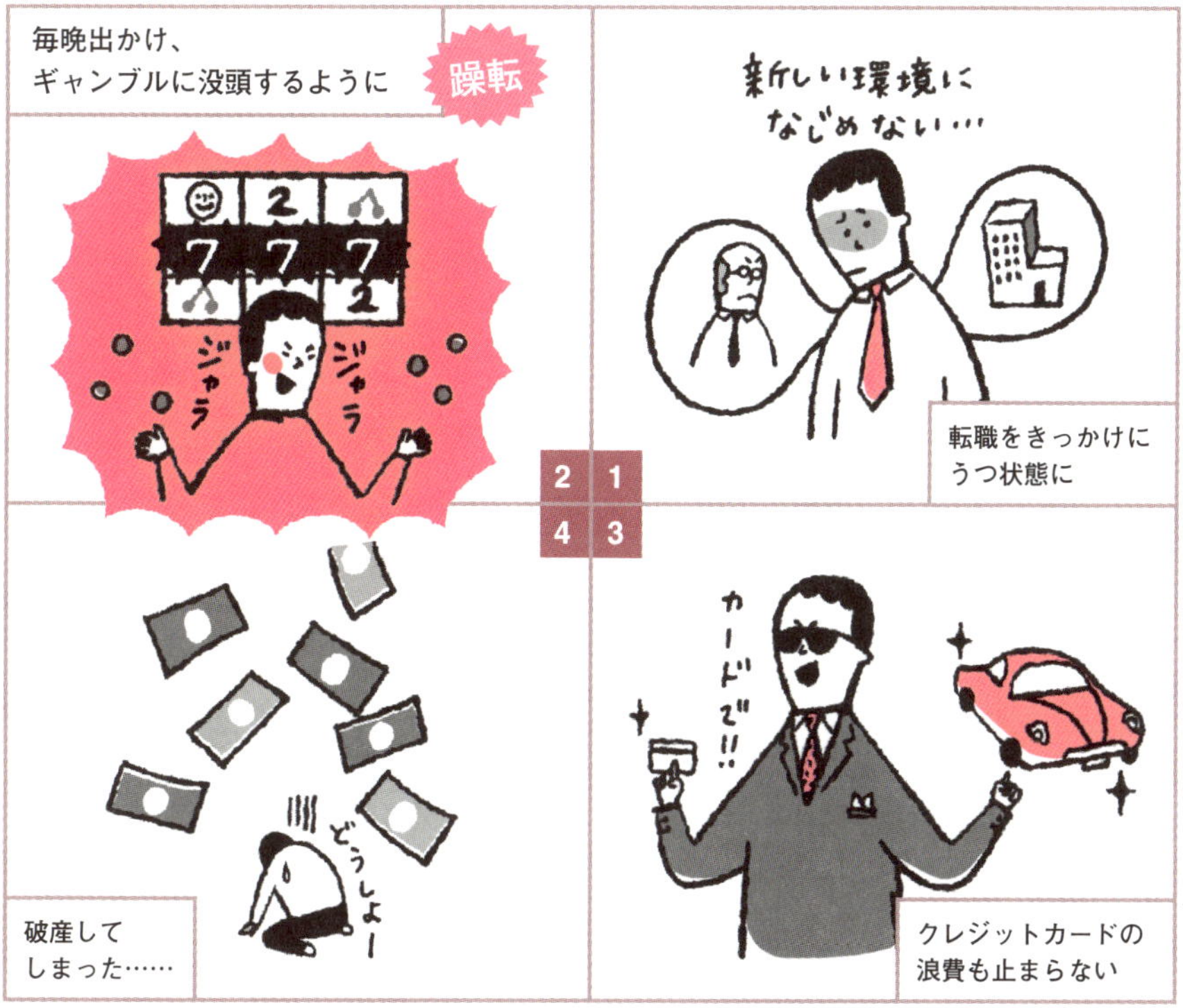
1
新しい環境に
なじめない…
転職をきっかけに
うつ状態に
2
毎晩出かけ、
ギャンブルに没頭するように
躁転
ジャラ
ジャラ
3
カードで!!
クレジットカードの
浪費も止まらない
4
どうしよー
破産して
しまった……

躁状態では、しばしばあまり必要ないものを買い込んでしまう。
放っておくと取り返しのつかないことになりかねない。

● 重症の症状❷　幻聴や妄想

うつ状態では過小評価、躁状態では過大評価に

うつ状態でも躁状態でも、症状が重くなると、妄想や幻聴があらわれることがあります。

うつ状態では、実際は借金をしていないのに「お金がない、破産した」などと思い込む貧困妄想や、自分が不治の病など重い病気にかかったと思い込む心気《しんき》妄想、自分は罪を犯したと信じ込む罪業《ざいごう》妄想など、自分を過小評価する内容の妄想があらわれます。

躁状態の場合は、「自分は偉大で、なんでも成し遂げる」「超能力がある」といった誇大妄想があらわれます。自分を過大評価していて、病気という認識がないので、医師や看護師、家族などに暴言を浴びせたりします。

どちらの状態においても、妄想の内容に関連した幻聴が聞こえてくることもあります。

column

錯乱状態や昏迷《こんめい》状態になってしまうこともある

躁状態がひどくなると、興奮して意味不明のことを話したり、突拍子もない行動をして取り乱すといった錯乱状態におちいることがあります。

また、うつ状態がひどくなると、話すことができなくなり、外界からの刺激に反応せず、意識はあるのに自発的な行動が停止してしまう昏迷状態が起こることも。こうなるとただ寝ているだけで、食事もせず、水も飲まず、排泄もしなくなるので、放置すれば身体的にも危機的状況におちいります。

双極性障害の患者さんに見られる妄想

うつ状態での妄想

うつ

心気妄想

自分が重い病気にかかったと信じ込んでしまう妄想。不治の病にかかったと思い込み、医師や周囲の人がそんな事実はないと説明しても、信じることができなくなってしまう。

罪業妄想

自分はとても罪深い人間なので、罰せられなければならないと思い込んでしまう。「家族になにもしてあげられなかった」などと自分を責める人などもあてはまる。

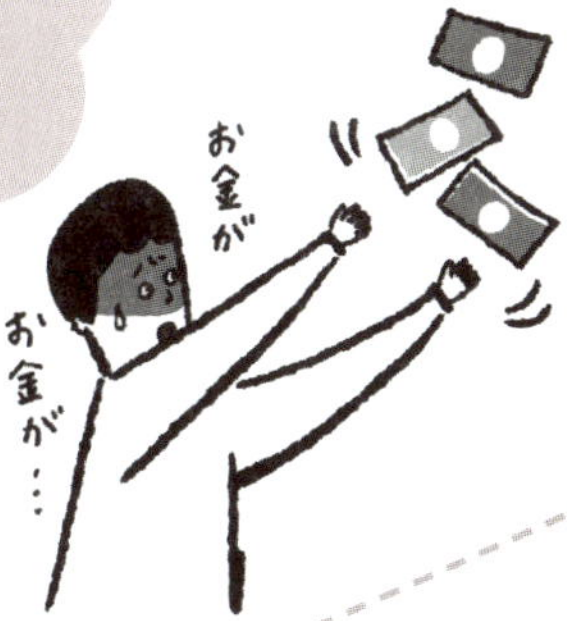

貧困妄想

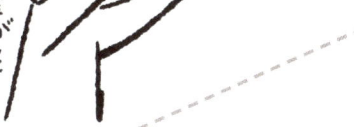

事実ではないにもかかわらず、根拠もなく「破産した」「お金がない」と信じ込んでしまう。

躁状態での妄想

躁

誇大妄想

躁状態では、現実から逸脱して、「自分には超能力がある」などと思い込んでしまうことがある。

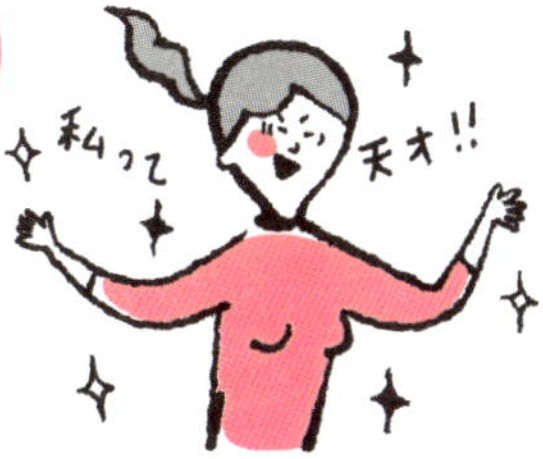

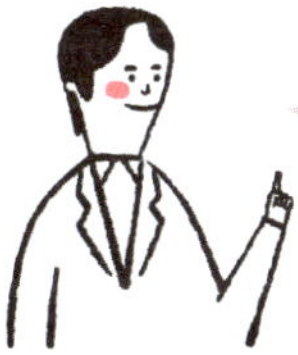

躁状態の妄想は統合失調症と間違われることも

双極性障害の躁状態のときにあらわれる幻聴、妄想は、統合失調症（50ページ）のそれと似ていることがある。本当は双極性障害であるにもかかわらず、統合失調症と診断されてしまうことも少なくない。

●重症の症状❸　自殺との関係

うつ状態のときに自殺のリスクがある

近年、日本の自殺者は年間3万人を超えていますが、多くがうつ状態で自殺したと考えられています。具体的な人数やうつ状態になった原因についてくわしいことはわかっていませんが、双極性障害による場合も含まれることは間違いありません。

なぜなら、双極性障害は自殺を企てる人がうつ病よりも多く、精神疾患のなかでも最多なのです。海外での追跡調査では、亡くなった双極性障害の人のうち、約5人にひとり（19・4％）が自殺だったという報告もあります。

躁からうつに転じたときがもっとも危険なタイミング

躁状態からうつ状態に転じたときに、自殺の危険性が高まります。躁状態のときの自分の行動を振り返り、自分を恥じたり責めたりする気持ちが強くなって、自己破壊的な行動をとってしまうのです。

また、混合状態（22ページ）のときも、ひどく落ち込んだ気分なのに行動力はあるので、衝動的に自殺をしてしまうことがあります。

治療をおこなうことで自殺のリスクは減っていく

患者さんが自殺を考えているときには、遺書を書いたり、自殺の準備をしたり、「死にたい」と口にしたりします。そうしたサインを見つけたら、すぐに受診して治療を受けてください。

治療によって100％自殺を防ぐことはできませんが、必要があれば入院するなど適切な対処・治療をすることで、自殺を減らすことができます。

自殺願望が強まったら治療法を変える

うつ状態、混合状態のときに自殺のリスクが高くなる。自殺の予防のために、まずは自殺の危険がどれほど差し迫っているかを知ることが大切。死にたいという気持ち（希《き》死《し》念慮《ねんりょ》）の強さのバロメーターとして、「ハミルトンうつ病評価尺度」の一項目（下表）を例にあげた。

● 自殺の危険度バロメーター

危険度	気をつけたい発言	ハミルトンうつ病評価尺度
1	「生きていても しょうがないなぁ……」	**消極的希死念慮** 生きていてもしかたないと思う
2	「死にたいな……」	**積極的希死念慮** 事故に遭ってもいいなど、漠然と死にたいと考える
3	「自殺して しまいたい……」	**自殺念慮** 具体的に自殺したいと考える
4	すでに自殺行為に およんでしまった	**自殺企図** 実際に自殺行為におよんでしまった

（ハミルトンうつ病評価尺度より）

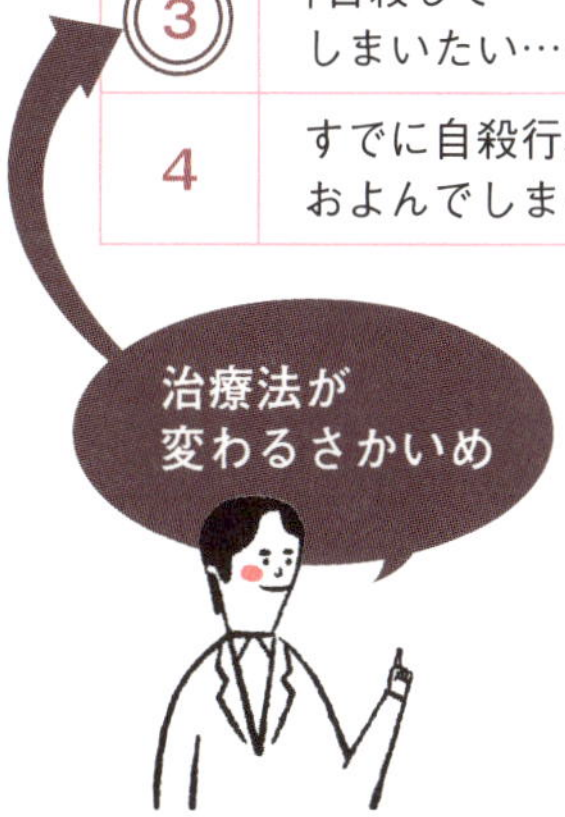

治療法が
変わるさかいめ

死ぬために、具体的な方法まで考えはじめたらとくに注意したい。希死念慮がある人には、まず本人の話をよく聞いてあげることが大切。そのうえで、「死なないでほしい」という気持ちを伝えよう。それでも「死なない」と約束できない場合、自殺のリスクが非常に高い。十分な見守り、入院が必要な場合がほとんど。

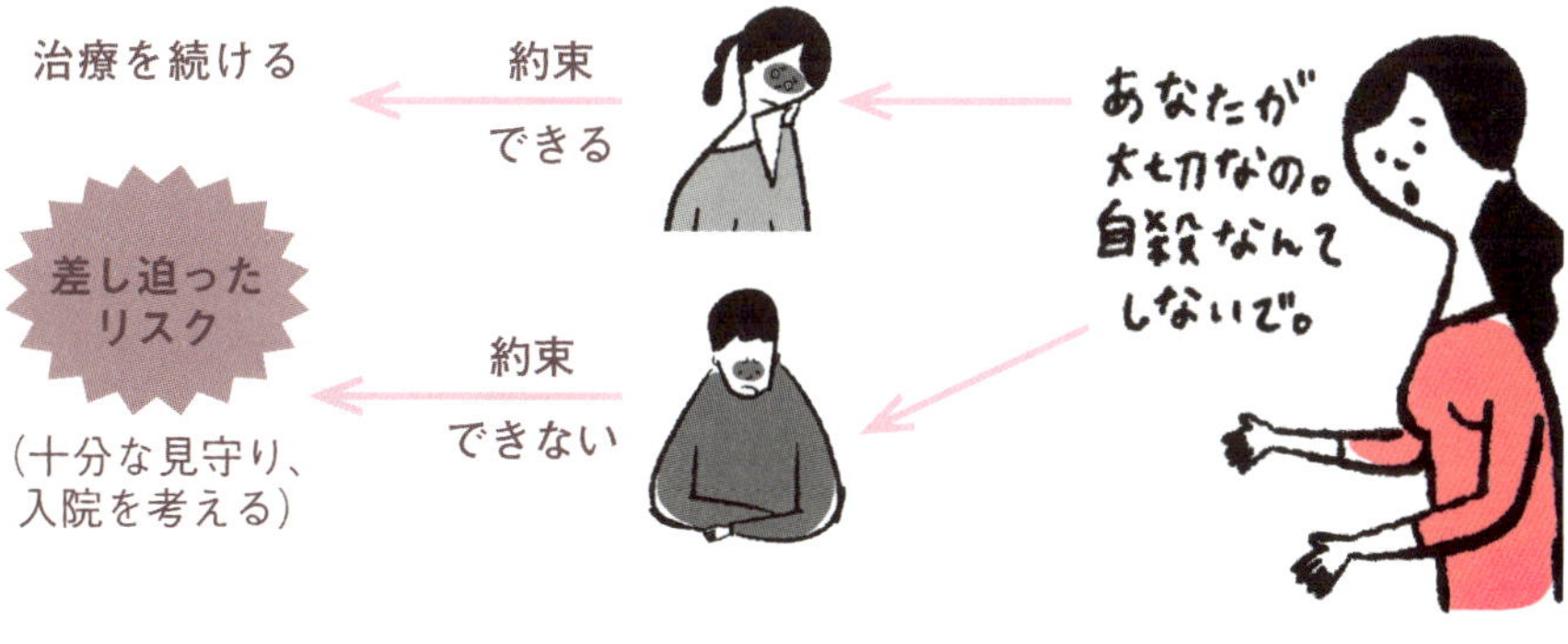

あなたが
大切なの。
自殺なんて
しないで。
約束
できる
治療を続ける
約束
できない
差し迫った
リスク
（十分な見守り、
入院を考える）

column

アルコール依存との深い関係

双極性障害と合併しやすい病気として、アルコール依存症があげられます。飲酒の量や時間、場所を制御できなくなり、飲酒をしないといてもたってもいられなくなります。双極性障害とアルコール依存の合併は、下のようにふたつのタイプがあります。

Type 1

もともと双極性障害

↓

アルコール乱用

うつ 気分を晴らそうとして飲酒

躁 気分の高揚にともなう飲酒

もともと双極性障害と診断された人がうつ状態、躁状態それぞれのときにアルコールに走り、抜け出せなくなるパターン。

Type 2

もともとアルコール依存症

↓

躁状態、うつ状態

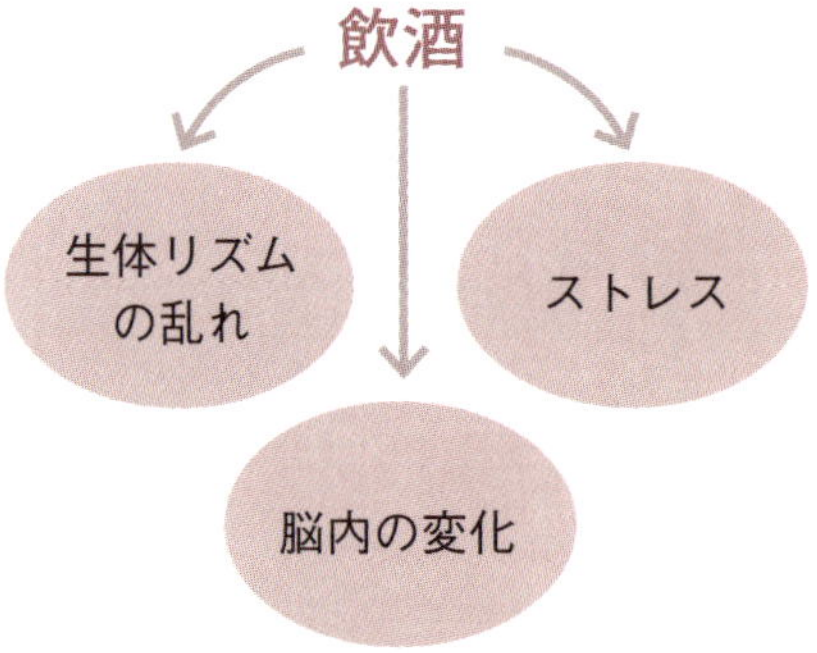

アルコールを大量に摂取することによって、生体リズムが乱れたり、脳内の神経伝達が変化し、躁状態やうつ状態におちいることがある。

Part.2

病気のしくみについて知る

● 病気の原因

神経伝達物質の分泌の異常が関係している？

双極性障害の原因はまだよくわかっていませんが、これまでの研究から、脳や遺伝子が関係していることはたしかだといえます。

脳に関しては、精神疾患の患者さんでは、脳内の神経伝達物質（ニューロン間の情報伝達を媒体する物質）の分泌量に異常があるといわれています。

脳内には数十種類の神経伝達物質がありますが、それぞれの量がバランスを保つことで精神を安定させています。なんらかの原因でこの神経伝達物質のバランスがくずれることにより、精神状態にも変化があらわれるのかもしれません。

神経伝達物質が不足すると、無気力なうつ状態になる

双極性障害に関わると考えられている神経伝達物質は、快楽や意欲などに関わるドーパミン、覚醒、興奮などに関係するノルアドレナリン、そして不安や攻撃性などと関係するセロトニンです。抗うつ薬がこれらの神経伝達物質を増やすことから、うつ状態にはこれらの神経伝達物質が関係していると考えられます。

神経伝達物質が過剰だと落ち着きのない躁状態になる

ドーパミンが過剰に分泌されると、気分が異常に高揚し、落ち着きがなくなります。

それがこうじることによって、幻覚や誇大妄想などがあらわれることが考えられます。躁状態では、どうやらこれらの神経伝達物質が増えすぎているようなのです。

神経伝達物質の分泌量が感情に作用するという仮説

脳の情報伝達のしくみ

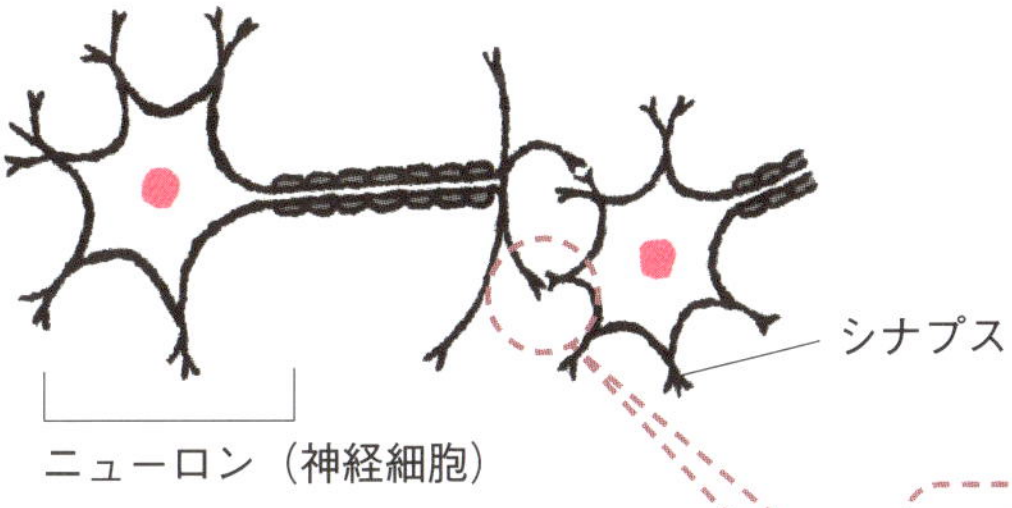

神経細胞（ニューロン）の先（シナプス）から、神経伝達物質が出て、受容体が受け止めて情報が伝わっていく。

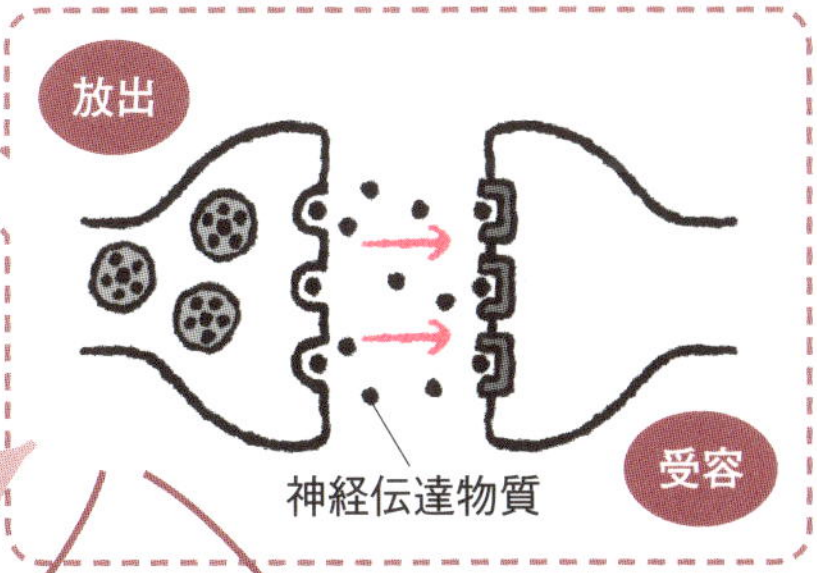

適量がバランスよく分泌されている

うつ

神経伝達が障害され、
脳がうまくはたらかない。

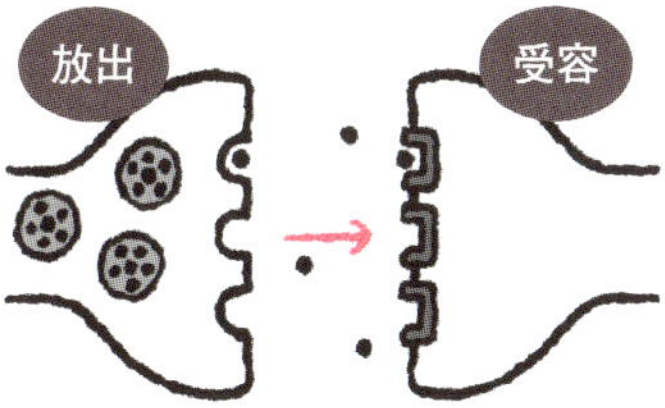

症状
・思考停止
・意欲低下　など

躁

神経伝達物質が過剰に
分泌されているために、過度な
精神の興奮が起こる。

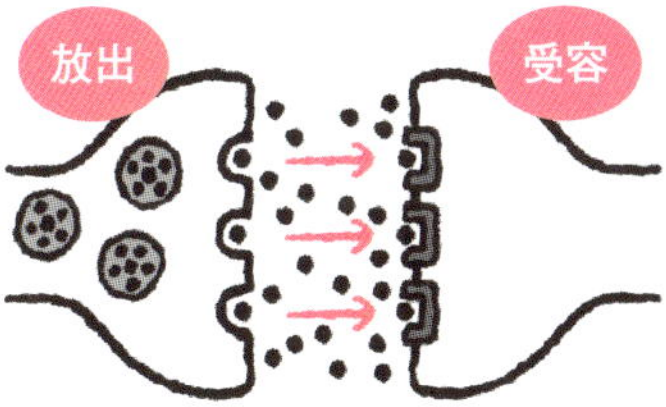

症状
・やる気に満ちあふれる
・眠らなくても
平気で動き回る　など

● 脳の変化

脳の一部の体積が小さくなっている

ひどく落ち込んでいる時期があったかと思えば、異様に元気に動き回っていたりと、双極性障害では気分が病的に変化します。そのため、「心の病気」と呼ばれていますが、それは違います。双極性障害は脳の異常が原因で起こり、心に症状があらわれているのですから、「脳の病気」なのです。

感情の切りかえをコントロールする部分に異常が見られる

脳の前頭葉の内側には、前部帯状《ぜんぶたいじょう》回《かい》と呼ばれる部位があります。ここは、感情を制御するなどのはたらきがあります。双極性障害の患者さんは、前部帯状回の体積が小さくなっていることがわかりました。

双極性障害だけでなく、うつ病、統合失調症、ＰＴＳＤなどでも、前部帯状回に同様の変化が見られます。前部帯状回を含む前頭前野の腹内側部はストレスの影響を受けやすいと考えられ、動物実験ではストレスが加わると、神経細胞に萎縮が見られると報告されています。

リチウムの服用で改善が期待できる

こうした脳の変化を改善する効果が期待できるのが、気分安定薬のリチウムです。リチウムには、脳の神経細胞を保護するはたらきがあります。リチウムを服用している人に前部帯状回の体積減少は見られません。

くわしいしくみはわかっていませんが、リチウムは双極性障害にもっとも効果がある薬であり、第一選択薬となっています。

脳の「前部帯状回」が小さい

〈脳の断面図〉

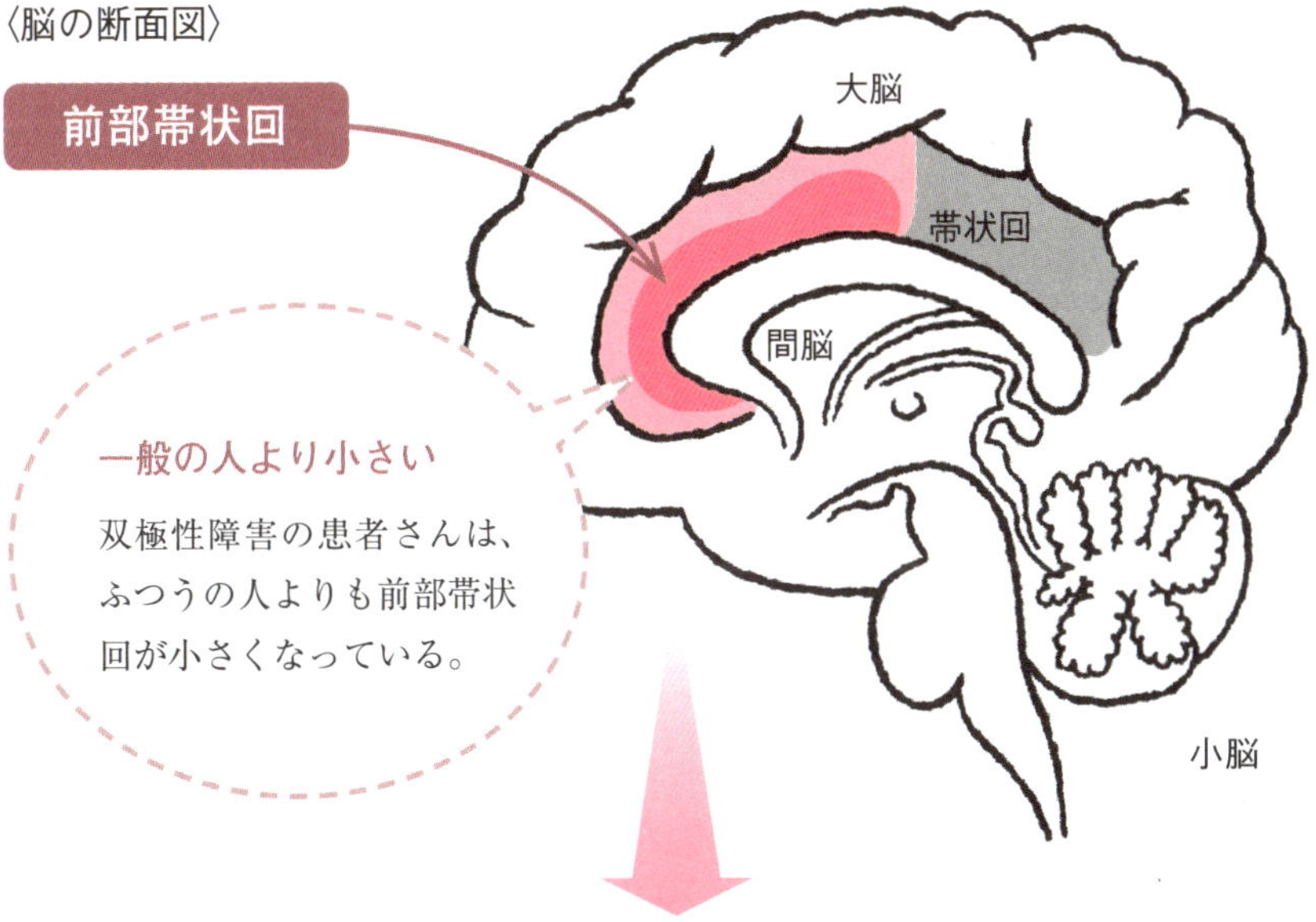
前部帯状回
大脳
帯状回
間脳
小脳
一般の人より小さい
双極性障害の患者さんは、ふつうの人よりも前部帯状回が小さくなっている。

前部帯状回の役割
感情をコントロールする

●他の精神疾患との関わりも強い

前部帯状回は「情動」に関わる機能を担っている。双極性障害以外にも、さまざまな精神疾患と関係があるとされる。

統合失調症

妄想や幻覚があらわれたり、感情の起伏が乏しくなる統合失調症（50ページ）は前部帯状回の体積縮小があるとされる。

PTSD（心的外傷後ストレス障害）

不安障害のひとつ。事故や災害など、生命に関わるような過去のできごとが、映像として鮮明によみがえる。PTSDも前部帯状回が小さくなっているといわれている。

●再発の引き金

たった一度の徹夜が再発のきっかけになることも

双極性障害は、ストレスや生活リズムの乱れなど、日常的なことがきっかけとなって発症します。

夜更かしや徹夜をすると、体内のリズムが乱れ、うつ状態や、躁状態があらわれやすくなります。注意したいのは時差が大きい場所への海外旅行。とくに東にむかって飛ぶと、躁になりやすいという研究結果もあるのです。本当に今行かなければならないのか、しっかりと考えてみてください。

発症の要因は人によって異なる

その他にも、大勢の人に会った、出張が続いたなど、日常のさまざまなことが発症の要因になります。自分にとってなにがストレスとなるのか、自覚しておくことが大切です。

ストレスを避けたり、生活習慣の乱れを正すことは、再発防止に効果的です。また、継続的な服薬も大切です。躁状態の再発は、薬の服用を自己判断でやめてしまうことがきっかけとなることが少なくありません。

睡眠時間の変化は躁状態の前ぶれ

躁状態の前ぶれとしてとくにわかりやすいのは、睡眠時間の変化です。発症前には、睡眠時間が短くなる傾向があります。また、徹夜をすると一晩にして躁転してしまうこともあります。

その他、環境の変化や期限つきの仕事、食生活の乱れ、人間関係のストレスなども躁状態の引き金になります。自分の生活を振り返り、発症のサインを見逃さないようにしましょう。

躁の発症の引き金になるもの

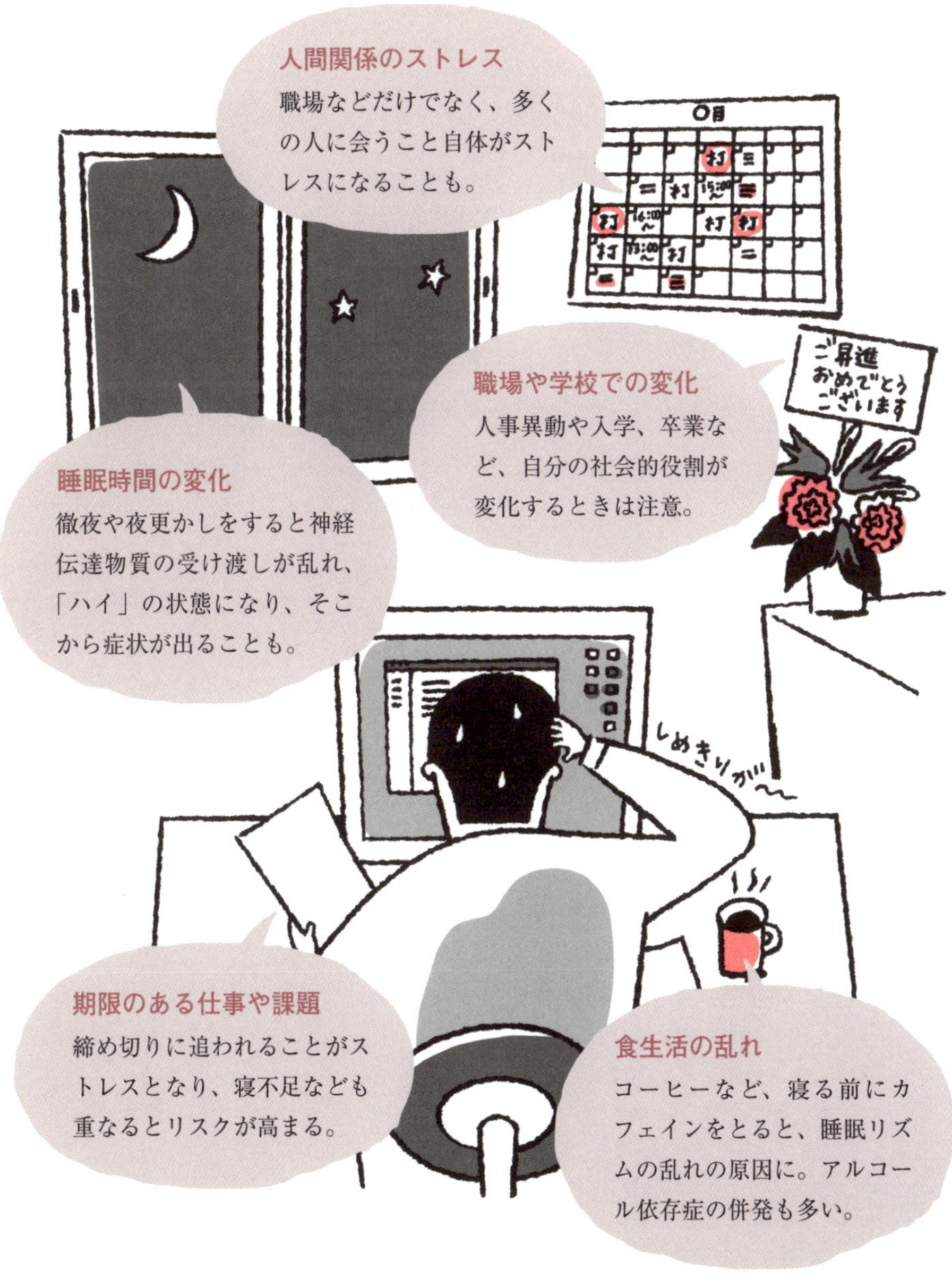

人間関係のストレス
職場などだけでなく、多くの人に会うこと自体がストレスになることも。

職場や学校での変化
人事異動や入学、卒業など、自分の社会的役割が変化するときは注意。

睡眠時間の変化
徹夜や夜更かしをすると神経伝達物質の受け渡しが乱れ、「ハイ」の状態になり、そこから症状が出ることも。

期限のある仕事や課題
締め切りに追われることがストレスとなり、寝不足なども重なるとリスクが高まる。

食生活の乱れ
コーヒーなど、寝る前にカフェインをとると、睡眠リズムの乱れの原因に。アルコール依存症の併発も多い。

● ストレスは原因？

「原因」ではなく きっかけのひとつ

よく「ストレスが原因で双極性障害になった」などといいますが、これはあやまりです。双極性障害の原因は、脳の異常です。ただし、こうした原因をもっているだけでは発症せず、ストレスが引き金になることが多いものです。ストレスは「原因」ではなく、「誘因」なのです。

慢性的なストレスは病状を不安定にする

ストレスは脳に影響を与えて、体内のホルモンバランスを変化させます。カテコールアミンやコルチゾールという物質の分泌量を増やし、血糖値を上げるなどして、ストレスから身を守ろうとするのです。

ふつうはストレスが減ればホルモンバランスも元に戻りますが、ストレスが慢性化すると、元に戻らなくなってしまい、病状が不安定になることがあります。また、脳のなかでも認知や記憶、感情に関わる部位に悪影響がおよぶとも考えられています。

ストレスへの対処法を知り、上手につき合う

発症を防ぐには、ストレスを避けることがいちばんですが、ストレスのない生活などありえません。また、就職や結婚、近親者の死などのライフイベントを機に発症する人も多いものですが、これらは避けては通れません。

同じできごとに直面しても、受けるストレスを減らすよう、考え方の工夫をしたり（72ページ）、散歩に行く、音楽を聴くなど、自分なりのリラックス法を身につけておくとよいでしょう。

自分なりのストレスへの対処法を探す

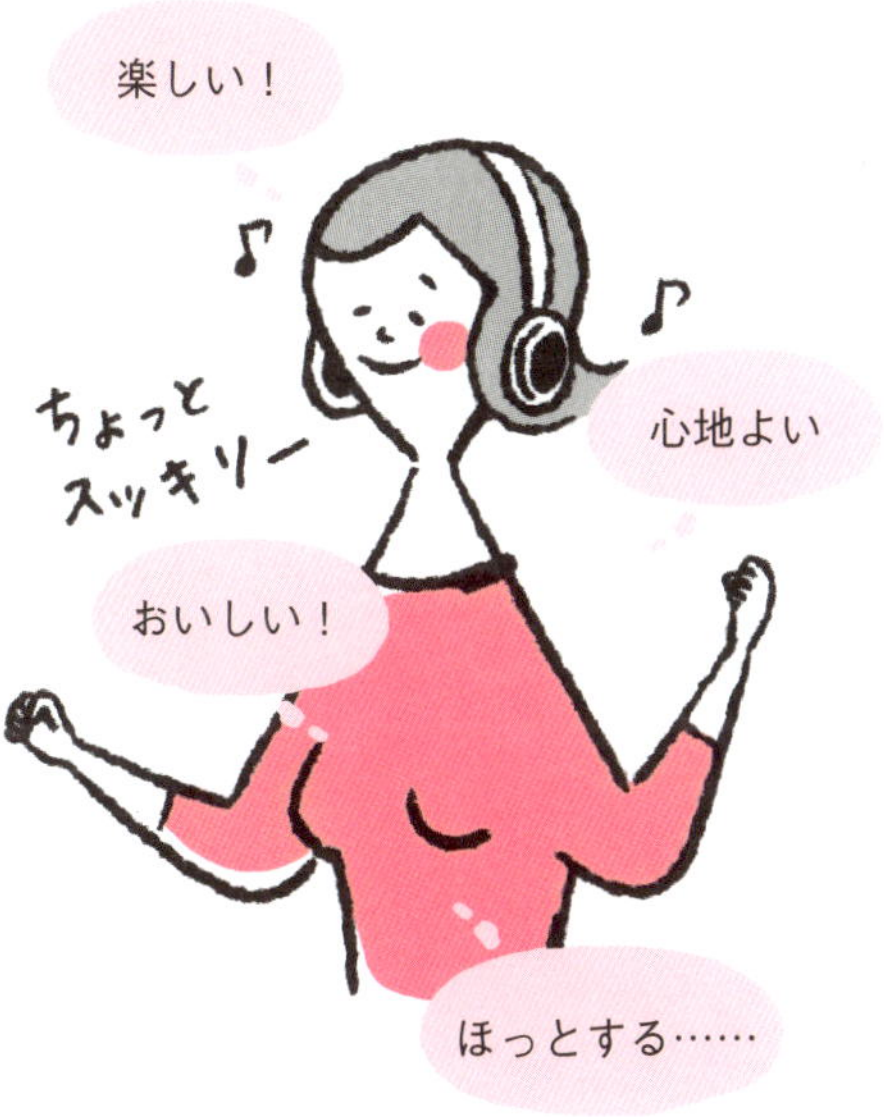
楽しい！
ちょっと
スッキリー
心地よい
おいしい！
ほっとする……

どんなときに心が休まるか？

自分にとって「心地よい」状況はどのようなものか、症状が落ち着いているときに考えて、ストレスがたまってきたと感じたら実践するようにする。

リラックス方法のレパートリーを増やしていく

どんなときにストレスを感じるか？

自分にとって、どういうものがストレスになりやすいのか、事前に把握しておけば、避けて通ることもできる。

ストレスを最小限にできる

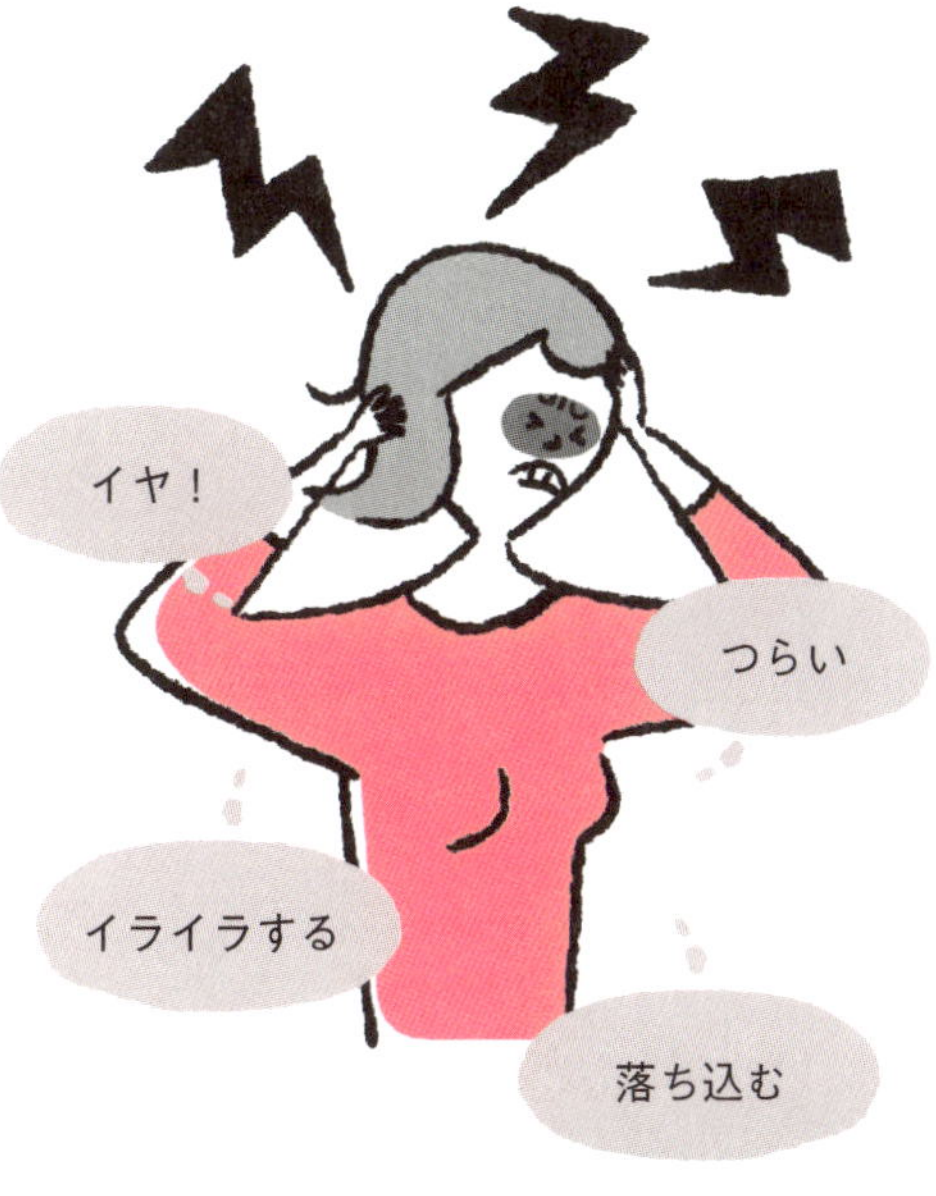
イヤ！
つらい
イライラする
落ち込む

●パニック障害、PTSD、摂食障害……

併発しやすい病気は多岐にわたる

双極性障害は、他の精神疾患と併発することがあります。ふたつの病気が同時に発症するとき、それらの病気の間に因果関係がない場合には「併存」していると考えます。併存しているときには、どちらかの診断が間違っているとか、見分けなければいけないということはありません。ふたつの病気が発症している場合でも、一方の病気が原因でもう一方の病気が起こっている「合併症」とは考え方が異なります。

双極性障害と併存しやすい病気には、パニック障害やＰＴＳＤ（心的外傷後ストレス障害）、摂食障害、依存症などがあります。ただ、精神疾患は原因がわかっていないものが多く、さしあたり「併存」としている病気でも、今後、研究が進めば、ひとつの病気としての病名がつくかもしれません。

column

他の病気を併発する患者さんが多い？

近年のアメリカの研究者による論文では、双極性障害の患者さんの約80%がパニック障害やPTSDを併発している、という報告がありました。しかし、私自身の臨床の経験では、もっと少ない印象です。

このような差が生じる原因のひとつは、こうした研究では、経験の浅い人が患者さんに決められた質問をして判断をする場合があるということかもしれません。専門医は面接もしたうえで慎重に診断をくだすので、ここまで併発率は高くならないはずです。

双極性障害に加えてこんな症状があれば要注意！

動悸《どうき》、息切れ、めまいなどが急に起こり「死ぬかもしれない」と感じる

パニック障害

不安障害の一種。電車のなかなど「逃げられない」「だれも助けてくれない」と感じる場所で急に発作が起こることが多い。発作をおそれて外出できなくなる予期不安、人混みなどに出られなくなる広場恐怖をともなう。

過去のつらい体験が忘れられず、突然記憶がよみがえる

PTSD（心的外傷後ストレス障害）

不安障害の一種。事故や災害、犯罪被害など、命の危険をともなう過去のできごとが、時間が経ってからも映像として鮮明によみがえる。治療には心理療法や行動療法、薬物療法も用いられる。

極端に食べ物を口にしなかったり、吐くまで食べ続けてしまう

摂食障害

神経性食欲不振症（拒食症）と神経性大食症（過食症）の総称。心理的な要因によって食事の量が異常に増えたり、減ったりする。治療は認知行動療法が中心で、考え方のゆがみを調整する。

快感や高揚感をともなう特定のものへの欲求をおさえられない

依存症

タバコや薬物、アルコールなどの「物質依存」がおもなもの。ギャンブルなどに対する「行為依存」、恋人と離れられない恋愛依存などの「関係依存」という考え方も。カウンセリングなどを通じて治療をおこなう。

● 間違えられやすい病気

症状が似ているため、診断がむずかしいことも

双極性障害と間違われやすい病気は、うつ病や統合失調症（思考や感情や行動をまとめる能力が低下し、幻聴や妄想などが見られる病気）です。

　これらの病気は、双極性障害と併存しているように見えても、より病状が重いほうの診断名がつき、そちらの治療を優先的におこなっていきます。

　たとえば、うつ病と双極性障害では、うつ病の患者さんが躁状態を発症した時点から双極性障害と診断名が変わります。双極性障害と統合失調症の場合には、より重症とされる統合失調症（あるいは失調感情障害）と診断されます。

　ただ、精神疾患の症状は似ているものが多く、正しい診断は容易ではありません。気になる症状があれば、すべて主治医に話すようにしてください。

column

双極性障害を見落とさないために

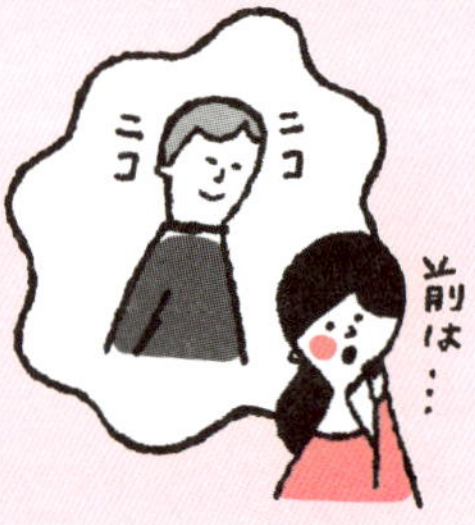

突然の変化は病気を疑う

　うつ病の人が急に暴言を吐いたりするようになると、周囲の人は「これが本性だったのか」とショックを受けるものです。

　でも、そんなときは過去を思い出してください。おだやかだった人が急に攻撃的になったときには、躁状態があらわれている可能性があります。

間違われやすい病気 ❶

うつ病 双極性障害の「うつ状態」と同じ症状

どんな病気？

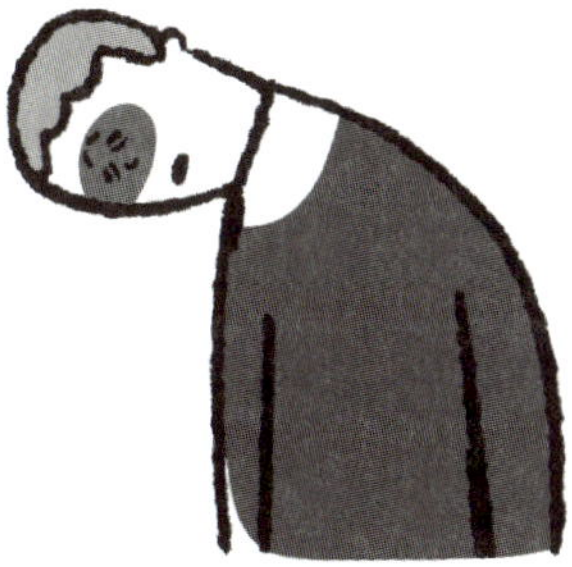

気分がひどく落ち込み、
やる気が出ない

強い憂うつ感におそわれ、楽しいことがあっても気分が回復せず、自分に否定的になる。ストレスをきっかけに発症することが多いが、神経伝達の不調が原因であるとされている。

なぜ間違われやすい？

・躁状態があらわれるまで
うつ病と区別がつかない

うつ病の症状と、双極性障害のうつ状態は、ほぼ同じ症状があらわれるため、躁状態があらわれるまでは区別のしようがない。

治療法の違いは？

うつ病 → 抗うつ薬が治療の中心

三環系抗うつ薬、SSRI、SNRIなどの抗うつ薬を用いる。また、休養も大切といわれている。

双極性障害 → 抗うつ薬は有効ではない

双極性障害の場合、抗うつ薬の効果は証明されていない。逆に、躁転やラピッドサイクリング（15ページ）になるリスクもある。

間違われやすい病気 ❷

統合失調症

「興奮状態」のときの鑑別がむずかしい

どんな病気？

妄想、幻覚や感情の平板化が見られる

妄想、幻覚、興奮などがあらわれる「陽性症状」、感情の起伏がなくなり、無気力になる「陰性症状」のふたつの症状がある。脳の神経伝達の異常が原因とされている。

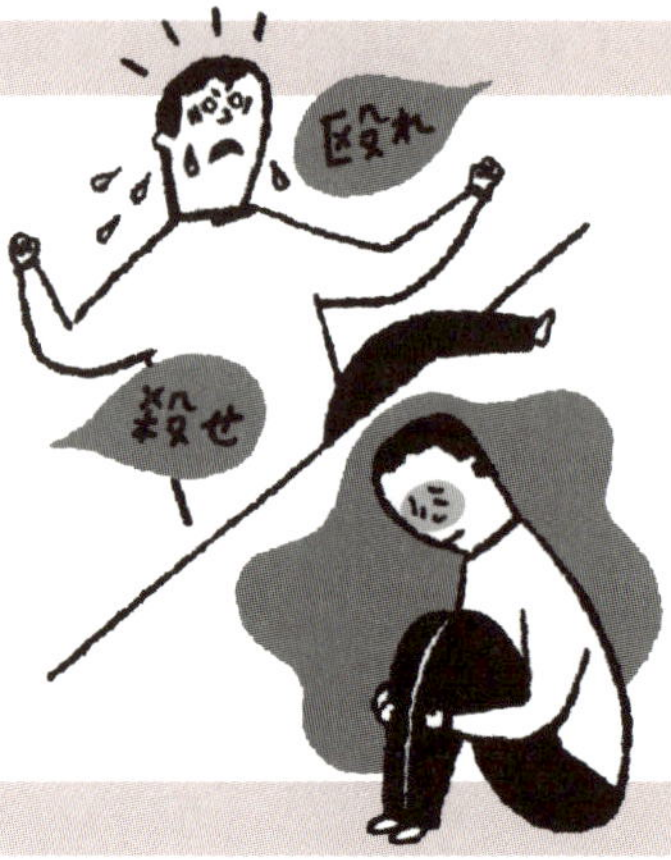

なぜ間違われやすい？

- **統合失調症の興奮状態と双極性障害の躁状態が似ている場合がある**
- **幻聴や妄想があらわれる場合がある**

統合失調症の急性期に見られる興奮状態と双極性障害の躁状態は、よく似た状態になることがある。また、躁状態は、気分が高まり、そこから妄想が出るが、統合失調症は幻聴や妄想によって混乱し、興奮につながる。

治療法の違いは？

統合失調症 → 抗精神病薬を長期的に服用

統合失調症の薬物療法の第一選択は抗精神病薬。これを急性期から回復期にかけて、数十年単位で長期に服用する。

双極性障害 → リチウムを長期的に服用

双極性障害でも抗精神病薬を用いることがあるが、第一選択は気分安定薬のリチウム。再発防止のためにも長期服用が必要。

間違われやすい病気 ❸

境界性パーソナリティ障害

感情が不安定で躁状態に似ている

どんな病気？

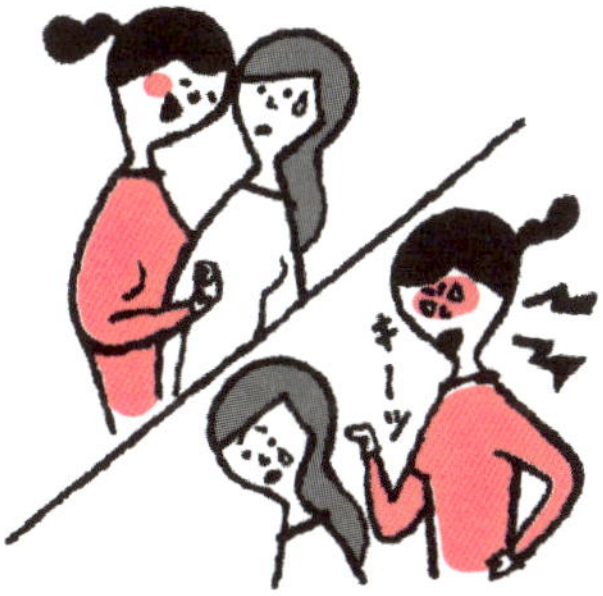

パーソナリティが不安定に

見捨てられることに対する不安が強い境界性パーソナリティ障害では、好きな人に依存する一方で、ささいなことがきっかけで手のひらを返したように激しく攻撃したりする。

なぜ間違われやすい？

- どちらも感情が不安定になる
- 併発していることもある

境界性パーソナリティ障害は、感情が不安定で人間関係に影響をおよぼしやすかったり、突然怒り出したりする点など、双極性障害と症状が重なる部分が多い。
実際に同時に病気があらわれることもある。

治療法の違いは？

境界性パーソナリティ障害 → 精神療法が中心

症状の出かたによって治療法は異なるが、医師との面談をとおして人格の成長をうながす精神療法や、入院治療が必要な場合もある。

双極性障害 → 薬物療法が中心

双極性障害のおもな原因は脳機能の障害。薬物治療が中心で、それを支えるために心理教育などの精神療法が用いられる。

今、双極性障害は
ここまでわかった！

双極性障害という病気の概念ができたのは紀元前３世紀。
そこから今にいたるまで、たくさんの研究者によって、
双極性障害についての研究がおこなわれていました。
現在、双極性障害の実態は、どこまで明らかになったのでしょうか。

研究が進めば患者さんはもっと楽になる

病気の原因、薬についてなど、研究が進むことで以下のことが期待できる。

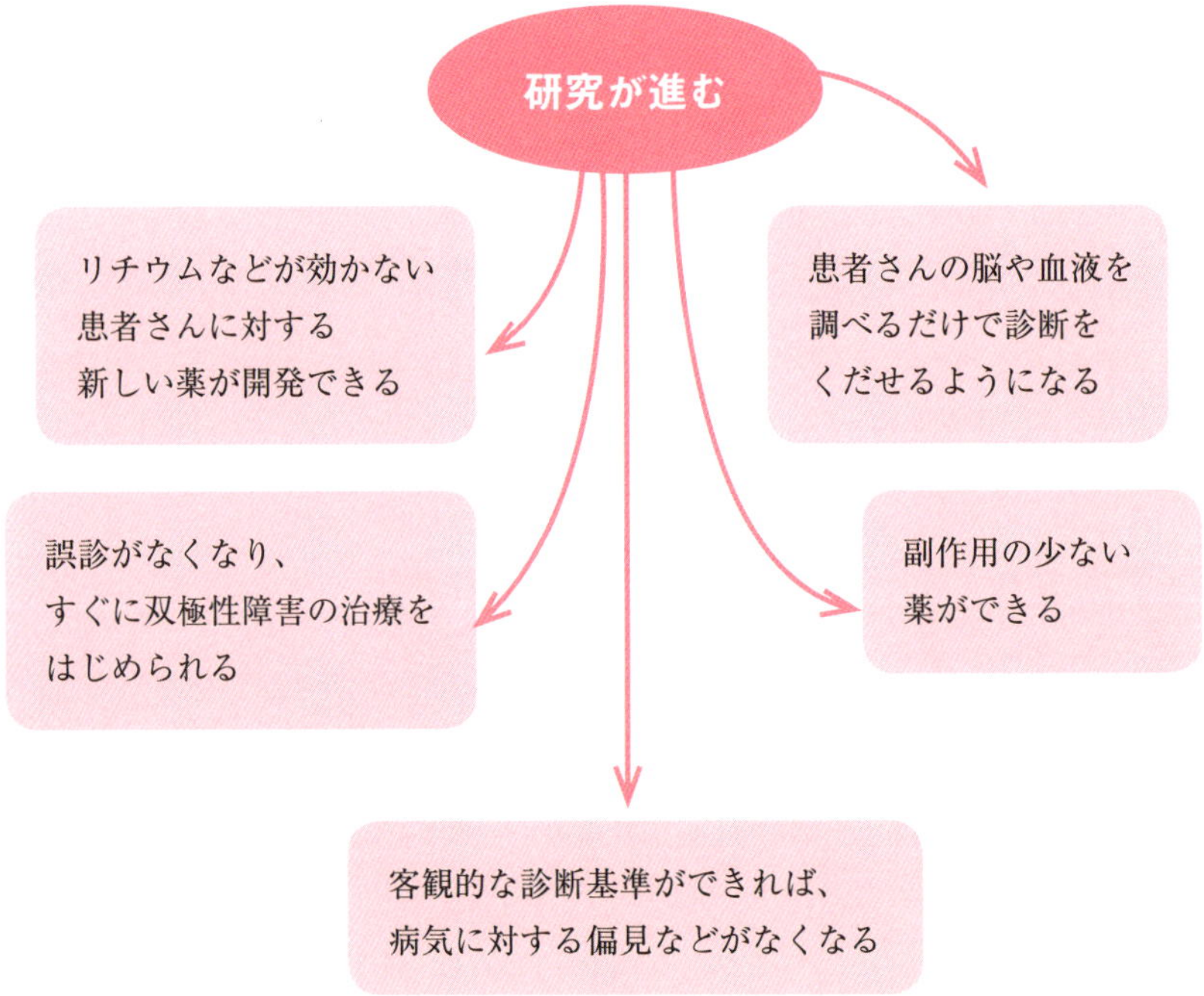
研究が進む
リチウムなどが効かない患者さんに対する新しい薬が開発できる
患者さんの脳や血液を調べるだけで診断をくだせるようになる
誤診がなくなり、すぐに双極性障害の治療をはじめられる
副作用の少ない薬ができる
客観的な診断基準ができれば、病気に対する偏見などがなくなる

少しずつ、病気についてわかりはじめてきた

1

脳にひと目でわかるような異常は見つかっていない

亡くなった患者さんの脳を見ても、ひと目で双極性障害とわかるような点は見つかっていない。

2

双極性障害は遺伝病ではない

「この遺伝子があるから必ず発症する」という原因遺伝子は存在しない。

3

患者さんの脳に軽い脳梗塞の所見がある

軽い脳梗塞ができやすい。神経細胞が少しのことでダメージを受けやすいのかもしれない。

4

細胞内のカルシウム濃度の調節に問題あり？

神経伝達によって変化する細胞内のカルシウム濃度の調整に問題がある、と考えられている。

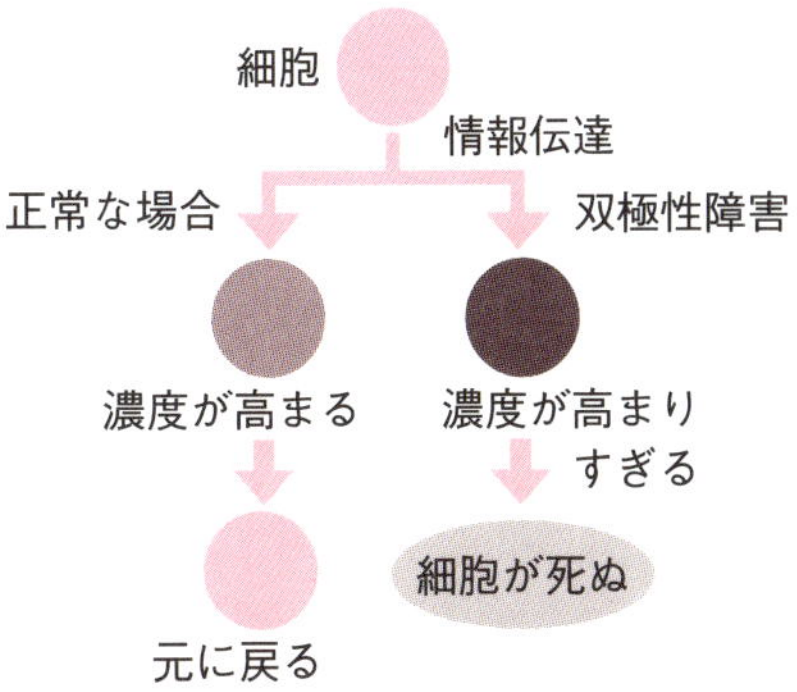
細胞
情報伝達
正常な場合
双極性障害
濃度が高まる
濃度が高まりすぎる
元に戻る
細胞が死ぬ

5

リチウム、バルプロ酸は神経細胞を守る

気分安定薬のリチウムとバルプロ酸は神経細胞を保護するはたらきがある。

現在進行中の研究

ミトコンドリアの研究

細胞内にあるミトコンドリアDNAが傷つき、異常を引き起こし、それが双極性障害の原因になっているのではないかという説がある。

遺伝子の研究

カルシウムを通す細胞膜タンパク質の遺伝子の個人差が、双極性障害と関連していることが報告されている。これが病気にどのように関連するのか、研究が進められている。

column 子どもの双極性障害は存在するのか

アメリカでは、近年、日本ではほとんど見られない小学生以下の小児の双極性障害が増えていると報告されています。その理由（下記）はさまざまですが、ある種の「診断ブーム」が起こっていることは否定できません。

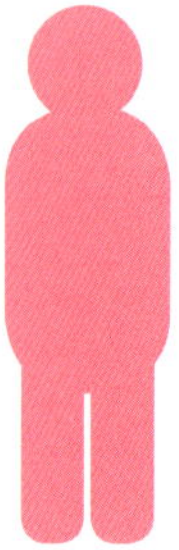

日本

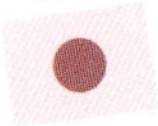

発症年齢は若くても中学生

日本における双極性障害の発症年齢は、中学生以上が多く、小学生よりも下の年齢で発症することは考えがたい。

アメリカ

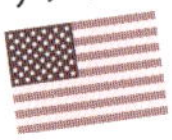

小児双極性障害が激増!?

2007年の時点で、患者数は50万人におよぶともいわれる。就学前、4歳くらいで診断されることも。

考えられる原因1

ADHDの治療薬の影響？

アメリカでは発達障害の子どもに対し、高用量の中枢刺激剤を処方することが多い。その副作用として感情が不安定になっていることが考えられる。

考えられる原因2

抗精神病薬を処方するため？

アメリカでは、かんしゃくを起こす子どもに対し、抗精神病薬を処方する医師が多く、処方をするために「双極性障害」という病名をつけていることが考えられる。

考えられる原因3

単に診断ブーム？

ひとつの診断名がつくと、その病気の診断が増えるという一種の「ブーム」が起きているとも考えられる。

Part.3

薬と生活習慣の改善で、気長に治療を続ける

治療のあらまし

薬物療法と精神療法。二本柱でおこなう

治療の目的は、再発を防ぐこと、躁状態をなるべく早くにおさえること、うつ状態のつらさを緩和し、自殺を防ぐこと、の3点です。治療では、薬物療法と精神療法が二本柱になります。

薬物療法でもっともよく使われるのは、気分安定薬です。この薬は気分の波を安定させるので、うつ状態にも躁状態にも効果があります。また、非定型抗精神病薬を使うこともあります。

双極性障害の治療は長期化することが多く、とくに躁状態を治療せずにいると、ふつうの生活を送ることがむずかしくなり、本人も周囲もつらい思いをします。

ただ、さいわいにも効果的な薬があるので、適切な治療をおこなえば、症状をおさえながらふつうの生活を送ることができます。

精神療法でスムーズな治療を支える

治療は継続することで効果があらわれます。躁状態になると自分は病気だという自覚がなくなるので、治療をやめてしまうことが多く、それが双極性障害の治療をむずかしくしています。

そうしたことを防ぐには、自分の病気を理解して正しい知識をもつことが大切です。そのために、精神療法も併せておこないます。

精神療法では、病気についての理解を深めるための心理教育や、対人関係・社会リズム療法、認知行動療法などをおこないます。

また、症状があらわれやすい状況を避けたり、生活リズムを整えるなど、生活を見直すことも大切です。

相乗効果で治療する

薬物療法

Link
P.058

気分安定薬、非定型抗精神病薬

最大の目的は再発を防止すること。気分安定薬（リチウム）が第一選択薬だが、他の気分安定薬や非定型抗精神病薬も用いる。

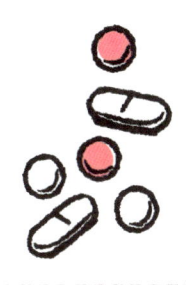

＋

精神療法

Link
P.072

認知行動療法

病気によって生まれる「思考のゆがみ」を修正していく。

心理教育

医師が病気について説明をし、患者さんに「自分は病気である」ということを認識してもらう。家族も一緒に受けるとよい。

Link
P.066

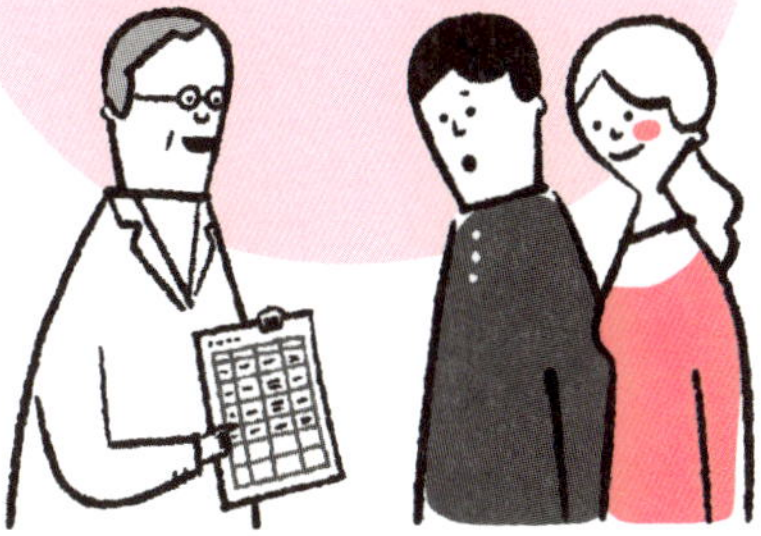

＋

生活の見直し

対人関係・社会リズム療法

その日の活動の時間、そのときの周囲の状況などを記録していくことで、自分の生活リズムをコントロールする。

Link
P.068

● 薬物療法

気分安定薬と非定型抗精神病薬を用いる

薬物療法では、まず気分安定薬を使います。中心となるのがリチウム。リチウムはうつ状態と躁状態の改善、再発の予防、自殺の予防に効果があり、双極性障害の特効薬といえます。

ただし、効果があらわれる血中濃度の範囲が狭く、その範囲を超えると手足のふるえや吐き気などの中毒症状が起こるため、使用がむずかしい面も。リチウムの使用中は定期的に血中濃度を測りましょう。また、最近になって気分安定薬であるラモトリギンが、維持療法に使えるようになりました。

気分安定薬の効果が十分にあらわれないときや、すぐに症状をおさえたいときなどには、非定型抗精神病薬も使います。日本では近年、オランザピンとアリピプラゾールが双極性障害の薬として認可されました。

column

たくさん処方されることがいいこととは限らない

最初に使った薬では効果が見られないときや症状が強いときなどに、いくつかの薬を併用することもあります。

ただし、抗うつ薬２種類以上、抗不安薬２種類以上を処方されたときには注意が必要です。これらは双極性障害に対する効果が明らかではありません。抗うつ薬は症状が悪化したり、抗不安薬は依存のリスクも。なんのために使うのか、主治医や薬剤師に聞いてみてください。納得できないときには、セカンド・オピニオンを求めてもよいでしょう。

再発予防が第一目標

双極性障害の治療でもっとも重要なのは「再発を防ぐ」ということ。
予防のために薬を服用し続けることが大切です。
もちろん、躁状態、うつ状態があらわれたときも薬物を用います。

気分安定薬

双極性障害の薬物治療の第一選択。リチウムはうつ状態にも、躁状態にも効果がある。

予防には…

・リチウム
・ラモトリギン

うつ状態には

・リチウム
・ラモトリギン

躁状態には

・リチウム
・バルプロ酸ナトリウム
・カルバマゼピン

非定型抗精神病薬

統合失調症の治療薬として用いられてきたが、2010年以降、ふたつの非定型抗精神病薬が、双極性障害への保険適用を認められた。

予防には…

・オランザピン
・アリピプラゾール
・クエチアピン（適用外）

うつ状態には

・オランザピン
・クエチアピン（適用外）

躁状態には

・オランザピン
・アリピプラゾール
・クエチアピン（適用外）
・リスペリドン（適用外）

⚠ 抗うつ薬、抗不安薬には注意が必要

三環系抗うつ薬や抗不安薬が処方される場合もあるが、抗不安薬は依存性があり、明確な効果も証明されていない。抗うつ薬は躁転のリスクも。医師から十分に説明を受けるようにしよう。

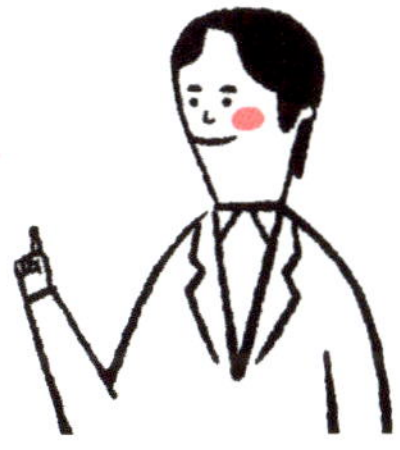

● 寛解期の薬物療法

落ち着いてきたときこそ油断は禁物

一時的に症状が軽くなったり、消えている時期を寛解《かんかい》期といいます。この時期に薬の服用をやめてしまう人もいますが、油断は禁物です。一時的によくなっているだけで、再発することが多いからです。

また、躁状態があらわれると、本人は「調子がいい」と感じているので、薬を飲まなくなることがあります。うつ状態があらわれたときには、「なにをしても治らない」といった気持ちから、やはり薬の服用をやめてしまうことがあります。しかし、再発を防ぐには、医師の指示にしたがって、薬物療法を続けることが大切です。もし治療をやめていたとしても、症状の兆しがあったらすぐに薬の服用を再開してください。躁状態では、症状が激しくなったら、原則として入院治療をします。

column

抗うつ薬で躁転や急速交代化も

双極性障害のうつ状態とうつ病とは違います。うつ病に効く薬が双極性障害に効くとは限りません。昔からうつ病の治療で使われている三環系抗うつ薬を双極性障害の患者さんに使うと、うつ状態から急激に躁状態に転じる「躁転」や、1年間に4回以上も躁状態やうつ状態などがあらわれる「急速交代化」を引き起こすことが知られています。

新しいタイプの抗うつ薬であるSSRIは使うこともありますが、三環系抗うつ薬は双極性障害の治療に使うべきではないのです。

納得して服薬するのが大前提

最初はだれでも認めようとしない

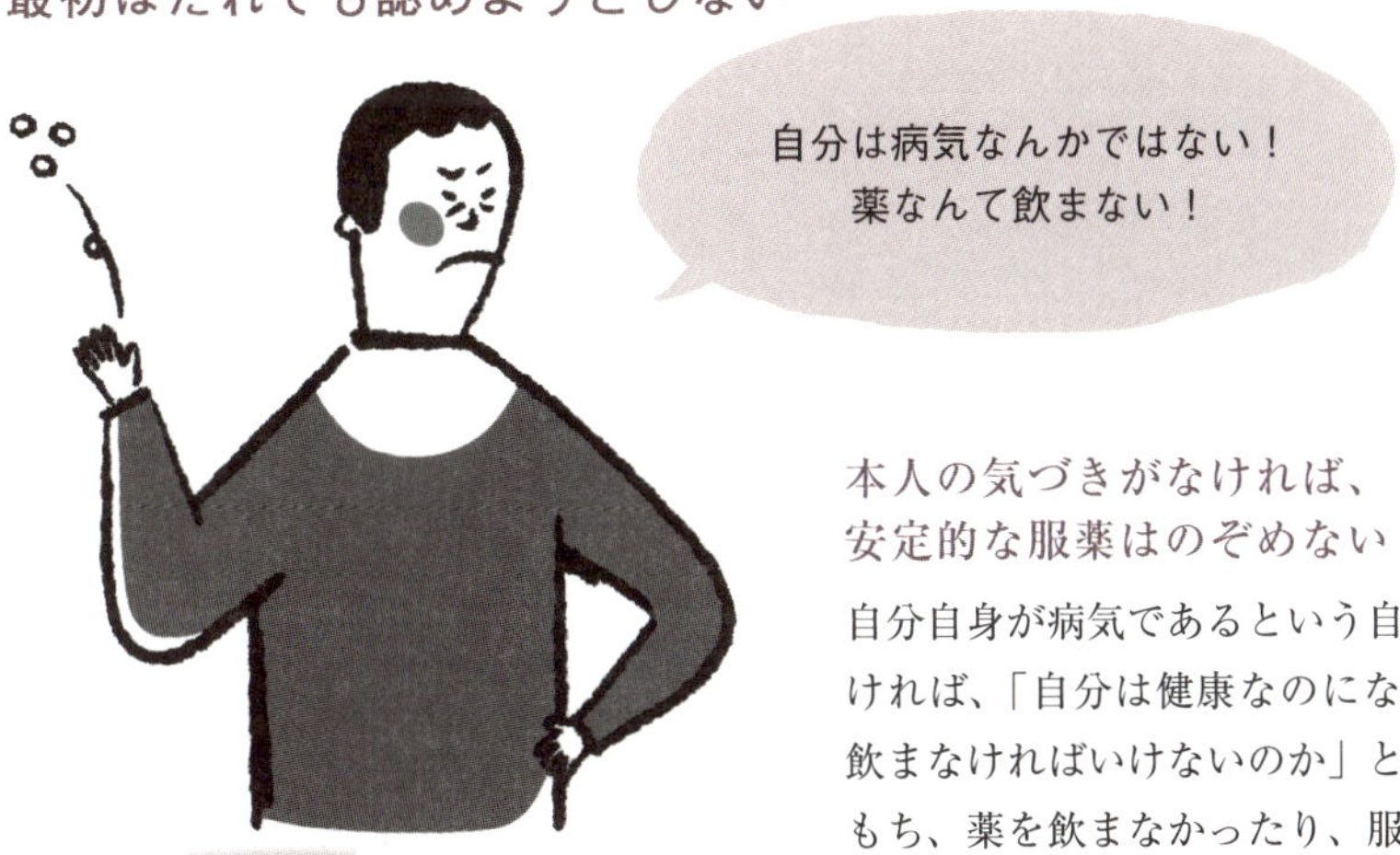
自分は病気なんかではない！
薬なんて飲まない！

本人の気づきがなければ、安定的な服薬はのぞめない

自分自身が病気であるという自覚がなければ、「自分は健康なのになぜ薬を飲まなければいけないのか」と疑問をもち、薬を飲まなかったり、服薬を中断してしまう。

Link
P.090

病気を知って受け入れる

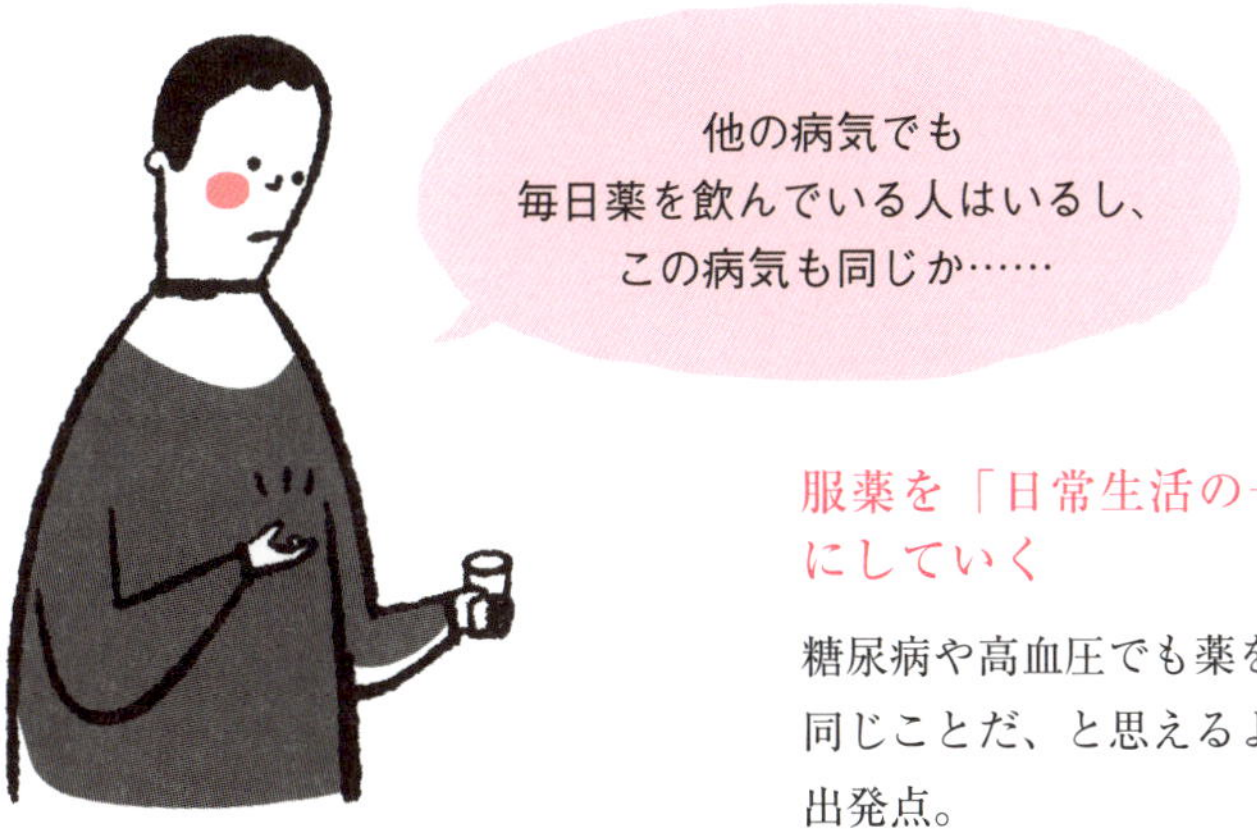
他の病気でも
毎日薬を飲んでいる人はいるし、
この病気も同じか……

服薬を「日常生活の一部」にしていく

糖尿病や高血圧でも薬を飲む。それと同じことだ、と思えるようになるのが出発点。

双極性障害に用いる おもな薬

気分安定薬

一般名	商品名	この症状に	副作用
リチウム	リーマス	予防 躁状態 うつ状態	手の震え、吐き気、下痢、喉の渇き、ふらつきなど。
ラモトリギン	ラミクタール	予防 うつ状態	発疹や発熱、だるさ、食欲不振など。発疹が重篤化することも。
バルプロ酸ナトリウム	デパケン	躁状態	吐き気、食欲不振など。まれに高アンモニア血症になり意識障害などを引き起こす。
カルバマゼピン	テグレトール	躁状態	全身の発疹が重篤化して、肝臓や脾臓が腫れる危険性も。

保険適用の薬と適用外の薬がある

国によって定められた、病気と薬の組み合わせがある。この審査を通過した薬が「保険適用」となり、原則的に患者さんは費用の３割を負担すれば済む。

定められた薬以外を使いたい場合、それは「保険適用外」となり、基本的には患者さんが費用の全額を負担することになる。

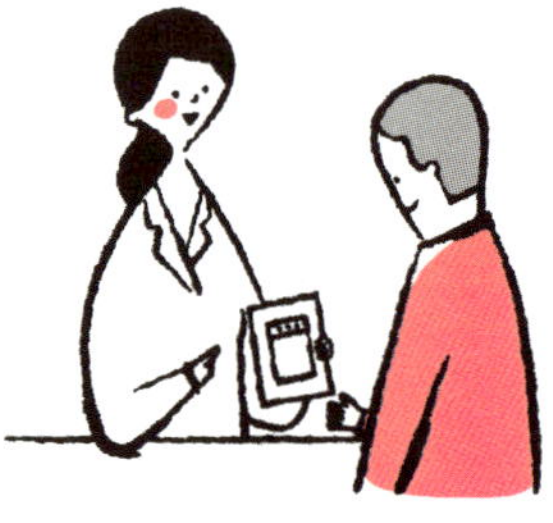

非定型抗精神病薬

<table>
<tr><th>一般名</th><th>商品名</th><th>この症状に</th><th>副作用</th></tr>
<tr><td>オランザピン</td><td>ジプレキサ</td><td rowspan="2">うつ状態
躁状態
予防</td><td rowspan="4">オランザピン、クエチアピンは糖尿病を誘発するリスクがあるといわれているので、血糖を計測する必要がある。錐体外路《すいたいがいろ》症状（手の震え、舌のもつれなど）は少ない。</td></tr>
<tr><td>クエチアピン
（適用外）</td><td>セロクエル</td></tr>
<tr><td>アリピプラゾール</td><td>エビリファイ</td><td>躁状態
予防</td></tr>
<tr><td>リスペリドン
（適用外）</td><td>リスパダール</td><td>躁状態</td></tr>
</table>

定型抗精神病薬

<table>
<tr><th>一般名</th><th>商品名</th><th>この症状に</th><th>副作用</th></tr>
<tr><td>ハロペリドール</td><td>セレネースなど</td><td rowspan="5">躁状態</td><td rowspan="5">「錐体外路症状」と呼ばれる、手の震えや舌のもつれなど。</td></tr>
<tr><td>レボメプロマジン</td><td>ヒルナミン
レボトミンなど</td></tr>
<tr><td>クロルプロマジン</td><td>コントミンなど</td></tr>
<tr><td>スルトプリド</td><td>バルネチール</td></tr>
<tr><td>ゾテピン
（適用外）</td><td>ロドピン</td></tr>
</table>

● 精神療法

薬物療法と精神療法は車の両輪

双極性障害は「心の病気」だと思われるかもしれませんが、病気とは体がなるもので、心がなるものではありません。精神疾患のなかでも、とくに双極性障害は、脳の異常が強く関わっていることがわかっています。

もちろんストレスが発症のきっかけになることはあります。ただし、ストレスが関係するのは双極性障害だけではありません。高血圧や糖尿病など多くの病気がストレスの影響を受けています。

双極性障害は基本的に脳の病気だといえますが、だからといって、精神療法の効果がないわけではありません。再発を防ぐように生活リズムを保ち、薬物療法がうまく進むようサポートするために、薬物療法、精神療法は車の両輪のような関係にあるといえます。

column

「当事者会」に参加して情報を交換する

双極性障害のつらさは、かかったことのある人でないとわからないといいます。他の病気にもいえることですが、同じ病をかかえている人々と体験談を分かち合ったり、病歴の長い人がはじめて発症した人に対して症状の乗り越え方をアドバイスしたりするなど、患者さんどうしが情報交換をすることは、治療を続けていくうえで大きなはげみになります。

双極性障害の当事者会*も発足しています。そうした場に参加してみるのもよいでしょう。

*NPO 法人ノーチラス会（日本双極性障害団体連合会）http://bipolar-disorder.or.jp/

病気についての知識を深める

心理教育

Link
P.066

病気について知り、
納得して治療を進める

スムーズな治療のためには、まず患者さんの病識（自分が病気であるという自覚）を高める必要がある。家族も一緒に参加し、病気についての知識を深める。

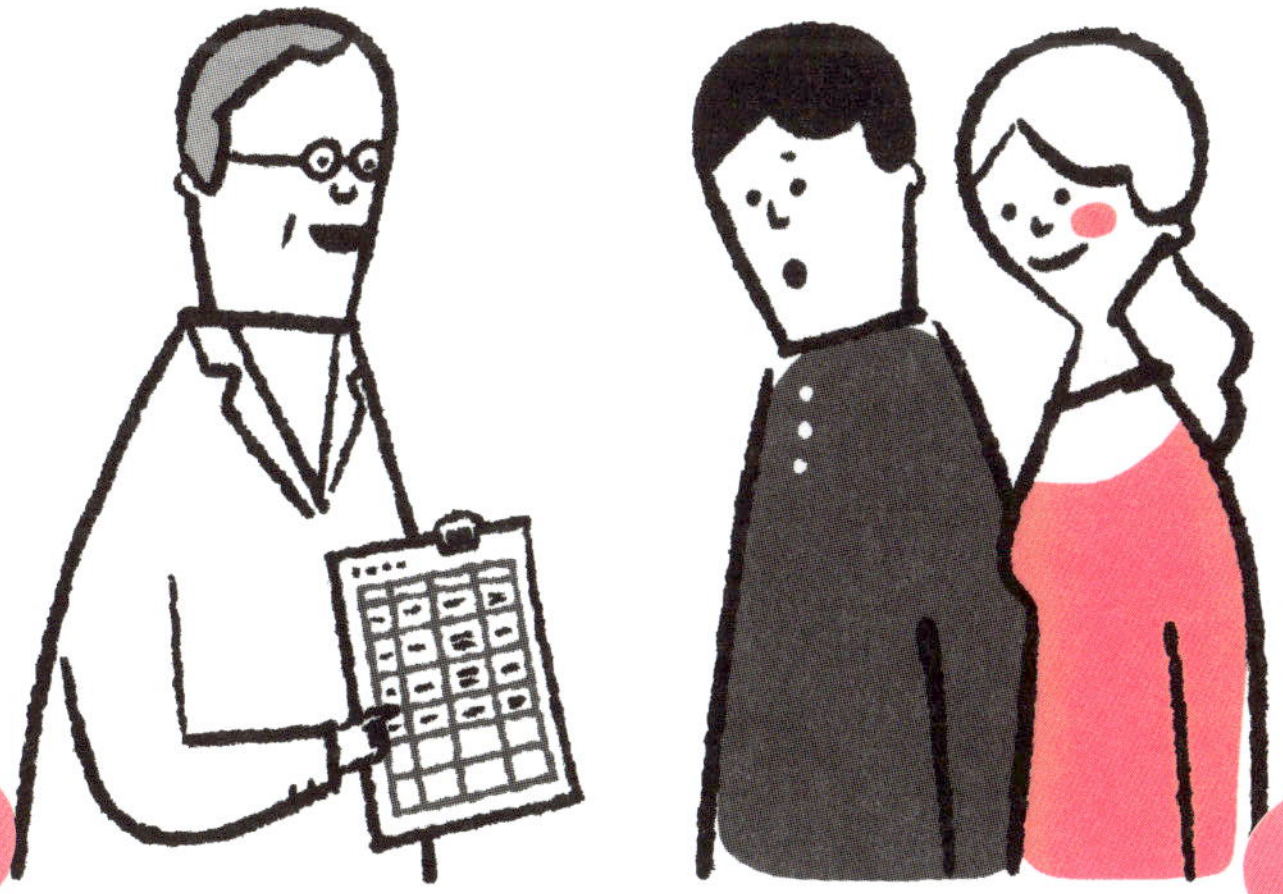

Link
P.068

Link
P.072

対人関係・社会リズム療法

毎日の生活を記録する

起きた時間、寝た時間、食事などの時間と、そのときの周囲の人の刺激を記録する。自分の活動量とストレスの関係を把握し、生活リズムを整える。

認知行動療法

病気によって生じる
「考え方のゆがみ」を正す

とくにうつ状態のときは、病気の影響で、考え方がネガティブな方向にゆがみやすい。自分の思考のゆがみの傾向を把握し、修正していく。

● 心理教育

自分の病気を知り、受け止めるところからスタート

双極性障害と診断された患者さんの多くは、最初はその事実を受け入れることができません。自分が病気だと認めることは、とてもつらいものです。けれども、病気を自覚していないと不安がつきまといますし、薬を飲むのを途中でやめてしまうなどして、結果的に病気を悪化させてしまいます。

自分の病気を受け入れることは、治療の第一歩なのです。

そのために欠かせないのが、心理教育です。医師やカウンセラーの指導のもと、症状や経過、治療法などを学んでいきます。患者さん自身が病気を理解していれば、納得して治療を受けることができ、症状の変化にも適切に対処することができるようになります。

本人だけでなく、家族も心理教育を受けるとよいでしょう。

column

病気について周囲に告知する？

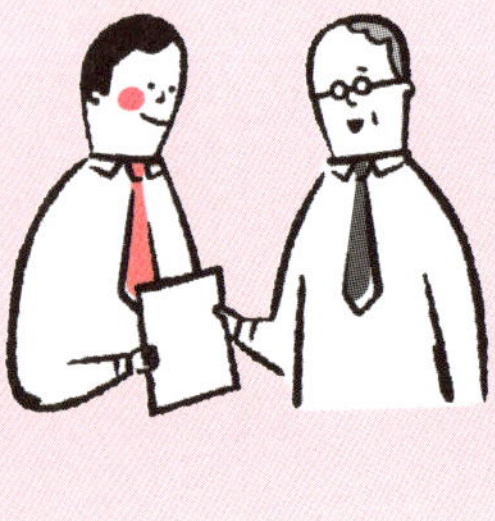

なんの病気であれ、ふつうは自分が病気であることを親しい人以外には言わないものです。精神疾患も同じで、あえて公表する必要はありません。ただ、職場などでは、支えてもらうこともあるでしょう。メリットがあるなら伝えればよいですが、公表した場合のデメリットも念頭に入れておきましょう。

病気についての知識を深める

正しい知識がないと……

きちんと改善するか
わからず不安

医師、治療法に対する
不信感がある

治療に納得せず、服薬を
中断すれば再発再燃も

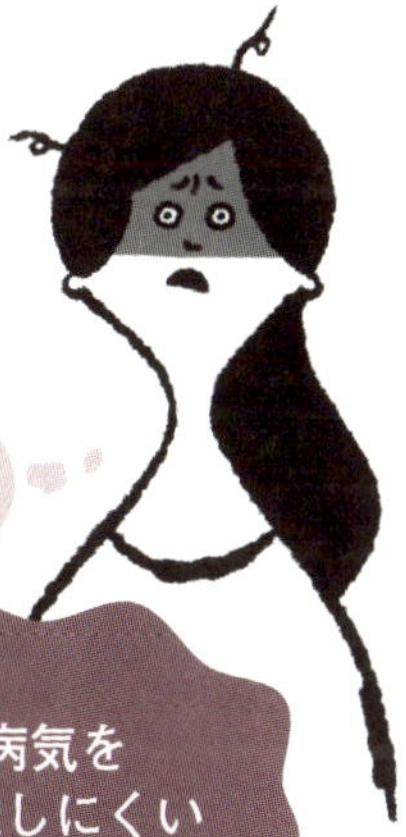

病気を
自覚しにくい

心理教育

患者さんと
家族に対して……

○ **病気について**
○ **治療法について**
○ **病気とのつき合い方**　などを医師が説明

正しい知識があると……

自分に必要な
治療がわかる

家族も適切な
サポートができる

正しい治療で改善するとわかり、
不安がやわらぐ

症状の変化に敏感に
なれる

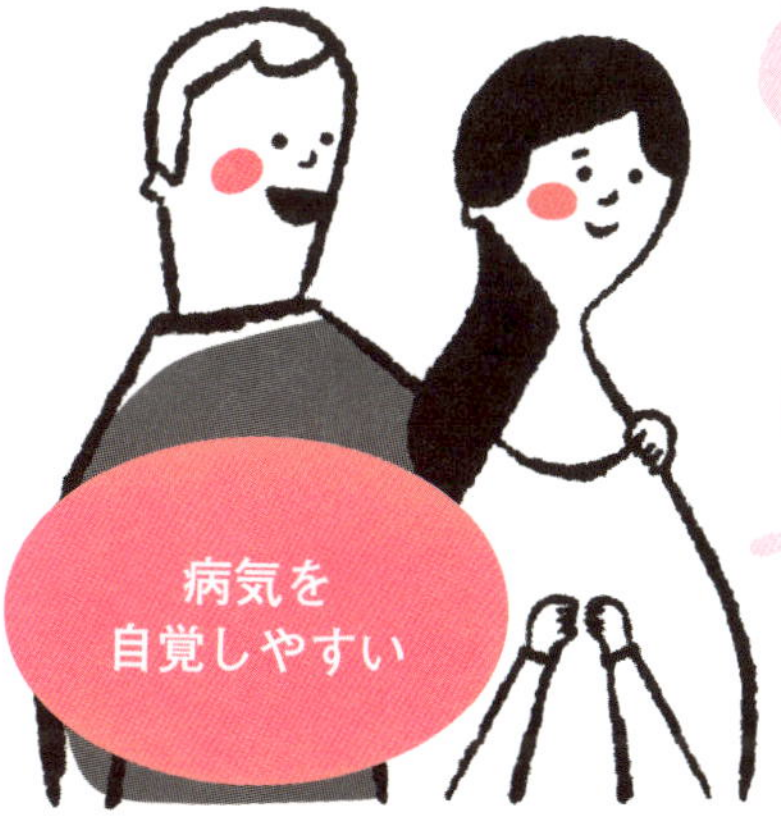

病気を
自覚しやすい

●対人関係・社会リズム療法

生活リズムを整え、対人関係を改善する

双極性障害の大変さのひとつは、再発しやすいということでしょう。その原因は①服薬の中断、②対人関係などのストレス、③社会（生活）リズムの乱れの3点だと考えられています。

再発を防ぐために、薬物療法の付加治療として効果的なのが「対人関係・社会リズム療法」です。対人関係のストレスを軽減するための対人関係療法と、生活のリズムを整える社会リズム療法を組み合わせたものです。

治療の期間は人それぞれですが、30回ほどの面接をおこない、2～3年、継続的におこなうのが一般的です。

治療を「日常の一部」として取り込む

社会リズム療法はSRM（ソーシャル・リズム・メトリック）という表を用います。ここに行動をした時刻、そのときの周囲の人の刺激について記入していきます。社会（生活）リズムを安定させ、刺激と活動量のバランスを知ることができます（70ページ）。

対人関係療法は、現在進行中の対人関係に焦点をあてます。治療は対話のなかで進みます。

「悲哀（人の死を十分に悲しめていない）」「役割をめぐる不一致（自分が期待する役割のズレ）」「役割の変化（昇進などで求められる役割が変わった）」「対人関係の欠如（前の3つ以外）」という4つの問題領域からひとつを選び、症状との関連性、問題の対処法などを話し合います。

現在自分がかかえている問題に合わせて、どちらかを優先しておこなうことも可能です。

生活を見直し、再発を防止する

「対人関係」と「生活リズム」の密接な関係

相互に影響し合う
生活リズムの乱れが対人関係に影響したり、逆のことも起こりうる。

生活リズム

リズムのくずれは心の不調に
生体内のリズム（概日リズム）と、外界のリズムのズレが生じることで、気分や行動に異常があらわれる。とくに双極性障害はこの変化に敏感と考えられている。

再発の一因にもなる
ストレスが大きいときや、生活のリズムが乱れているときは再発のリスクが高まりやすい。

対人関係

それ自体が大きなストレスになることも
人と関わることは、少なからずストレスになる。また、双極性障害の症状が落ち着いてきても、対人関係の問題は長引くこともある。

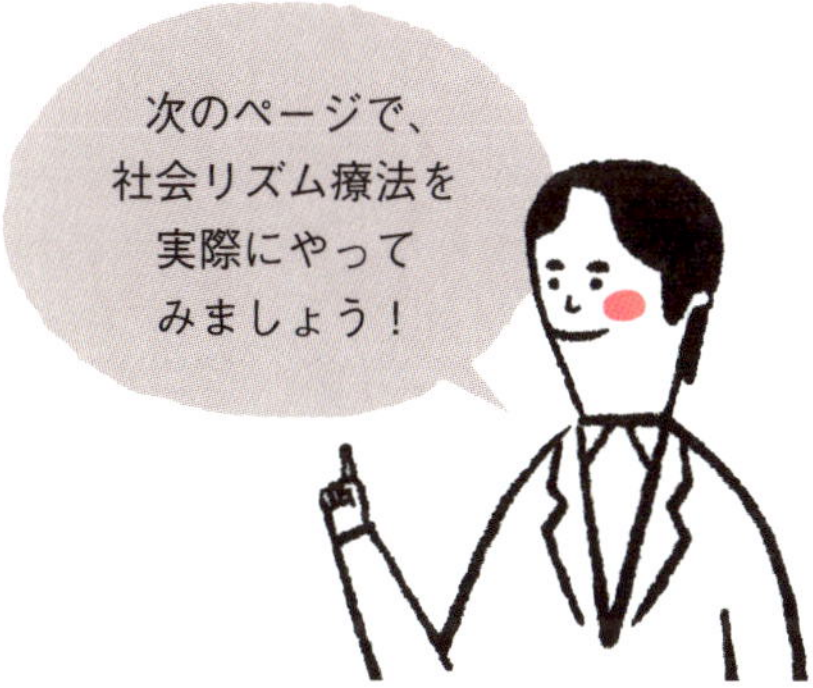
次のページで、社会リズム療法を実際にやってみましょう！

生活リズムを正す
社会リズム療法（SRT）

＋

社会的役割の変化に対応する
対人関係療法（IPT）

＝

対人関係・社会リズム療法（IPSRT）

POINT③

POINT④

ソーシャル・リズム・メトリックを書いてみよう

月		火		水		木		金		土	
時刻	人	時刻	人	時刻	人	時刻	人	時刻	人	時刻	人
6:30	0	6:30	0	6:30	0	6:30	0	6:30	0	8:00	0
			2	6:45	3	8:00	2	6:45	2	8:10	2
8:00	1	7:40									
12:00	2	13:00	0	12:30	2	12:00	0	11:45	0	13:00	3
18:30	0	19:30	0	19:00	0	18:30	1			20:00	0
19:00	0	20:00	2	19:30	2	19:00	2	19:30	2	21:00	2
24:00	1	22:30	1			23:00	1	24:00	1	24:00	1
0		−3		−5				0		+2	

実家に帰っていたので弟と同じ部屋だった

夫とけんかした

夫は先に家を出ていた

同僚とランチ

仕事でミスをした

休み前なので夜更かし

POINT⑤

- 自分ひとり→0
- 他人がただそこにいた→1
- 他人が積極的に関わった→2
- 他人が刺激的だった→3

POINT⑤

その日の気分はどうだったか −5 〜 +5 の数値を記入

その日の気分を得点にすることで、社会リズムと気分の関係性を振り返ることができる。

非常にうつ→ −5
非常に高揚→ +5

＊米国ピッツバーグ大学教授エレン・フランクによる

POINT②

POINT①

活動	目標時刻	日	
		時刻	人
起床	6:30	9:00	1
はじめて人と接触	6:45	9:10	2
仕事開始	8:00		
昼食	12:00	12:00	3
帰宅	18:30		
夕食	19:00	19:00	2
就寝	23:00	22:00	1
気分 −5 〜 +5		+1	

POINT❶

チェックポイントを決める

時刻を記録していくイベントを決める。双極性障害の治療ではSRM-Ⅱ*のなかの項目を用いるが、自分なりにアレンジして増減させてOK。多すぎると続かなくなる。

SRM-Ⅱ 5項目版

- 起床した時刻
- 人とはじめて接触した時刻
- 仕事、学校などがはじまった時刻
- 夕食をとった時刻
- 就寝した時刻

POINT❷

各項目の目標時刻を記入

目標時間どおりに規則正しくすごせるのが理想。

POINT❸

実際におこなった時刻を記入

POINT❹

人の刺激を記入

「人」の欄には、そのときに周囲にいた人の刺激を数字で記録する。後で振り返ることで、自分の活動量に対する刺激の大きさの規則性がわかり、刺激（ストレス）となる状況を避けやすくなる。

● 認知行動療法

考え方の「クセ」を修正していく

うつ状態になると、ものごとをなんでも悪い方向に考えたり、いやなことばかりが頭に浮かぶようになります。病気のせいで、ものごとのとらえ方が誤った方向に傾いているからです。これを「否定的自動思考」と呼び、次のようなパターンがあります。

●過剰な一般化／わずかな事実をもとに、それが一般的だと決めつけること。

●すべてか無か思考／成功か失敗かなど、なんでも白黒つけたがること。

●感情の合理化／自分の感情だけをもとに、結論を出したり推論すること。

●心の先読み／他人の気持ちや意図などを、否定的に推論すること。

●～すべきだ思考／自分や他人に対して厳しく、融通がきかないこと。

●ラベリング／自分の欠点を必要以上に取り上げて、自分はダメな人間だとレッテルを貼ってしまうこと。

ネガティブな考えが出てきたら、それが否定的自動思考のどのパターンに近いか分析してみましょう。くり返すうちに、考え方のクセがわかります。

発想をポジティブに転換する

考え方のクセを認識したら、合理的で前向きな考え方に修正します。思考が変われば、それにともなって行動も変わり、ストレスも減っていきます。最初はむずかしいかもしれませんが、練習すれば徐々にできるようになります。その方法が、認知行動療法です。

認知行動療法は、うつ病や双極性障害のうつ状態に効果が認められています。治療は、認知行動療法を学んだ心理士などがおこないます。

病気によって考え方が否定的になる

たとえば　ラベリング

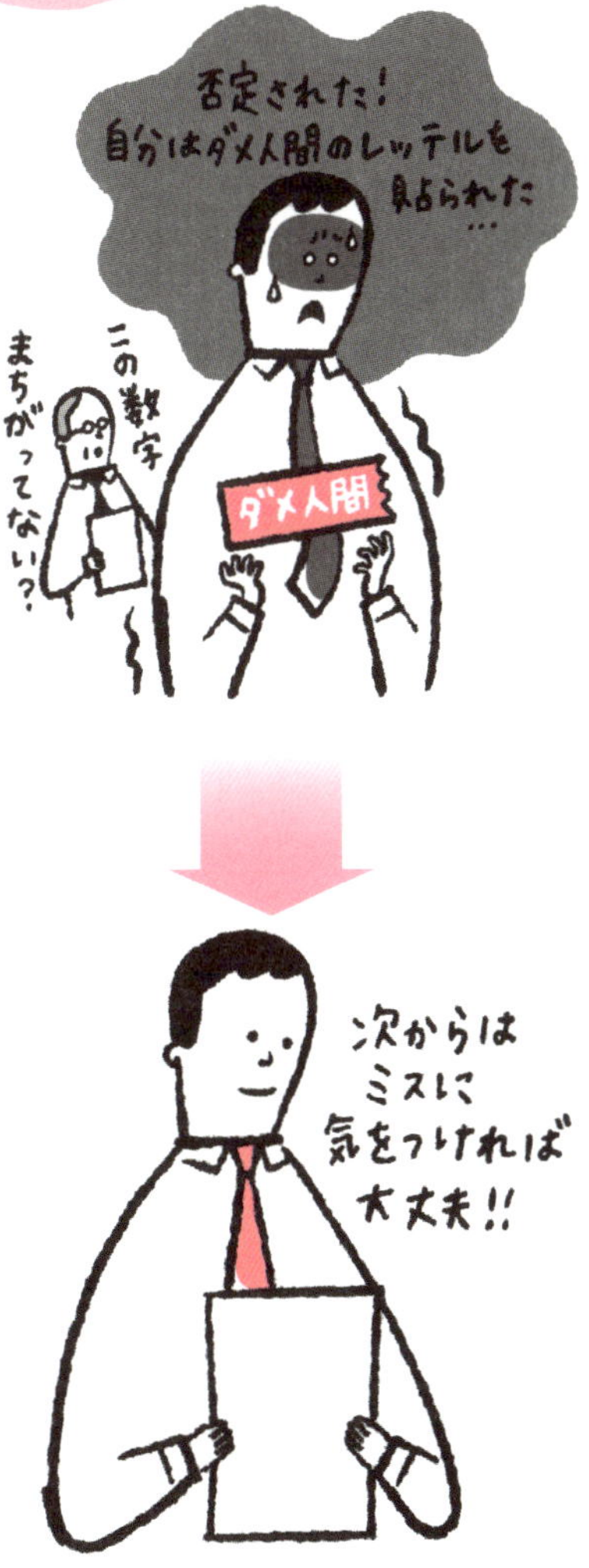
否定された！
自分はダメ人間のレッテルを
貼られた…
この数字
まちがってない？
ダメ人間
次からは
ミスに
気をつければ
大丈夫!!

一度の失敗などで「自分は無能な人間だ」などと「ラベル」を貼ってしまう。失敗はだれでもするもの。次にどうすればミスがなくなるかを考える。

たとえば　～すべきだ思考

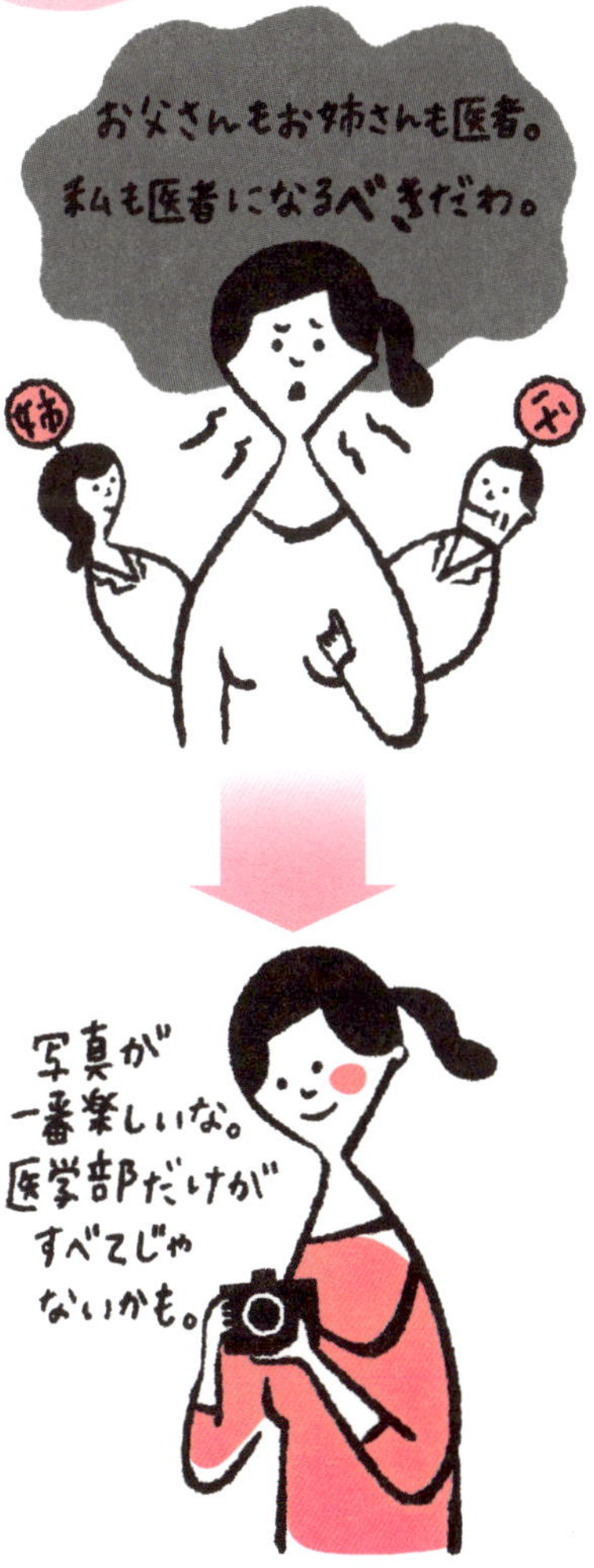
お父さんもお姉さんも医者。
私も医者になるべきだわ。
姉
父
写真が
一番楽しいな。
医学部だけが
すべてじゃ
ないかも。

本人の意思で決めていいようなことでも「～しなければならない」と決めつけ、自分をしばりつけてしまう。別の見方があることを認識しよう。

家族でかかえ込まずに入院治療を選択する

激しい躁状態があらわれると、言動をコントロールできなくなったり、お金を使いすぎて多額の借金をかかえたり、性的逸脱行為から離婚にいたることもあります。また、イライラして暴言を吐き、人間関係を損ない、職を失ってしまうこともあります。自分が病気とは思っていないため、薬も飲まなくなります。

そうなると、家族や周囲の人が自宅で面倒を見ることは困難です。患者さんを保護するためにもすぐに病院に連れて行き、入院させてください。適切な治療が受けられ、服薬も継続できるうえに心理教育などもゆっくり受けることができます。

本人が受診や入院を拒むことも多いものです。その際も、患者さんを保護する必要があると判断されれば、保護者の同意で入院させることができる場合もあります（左ページ参照）。

入院治療が必要なのは……

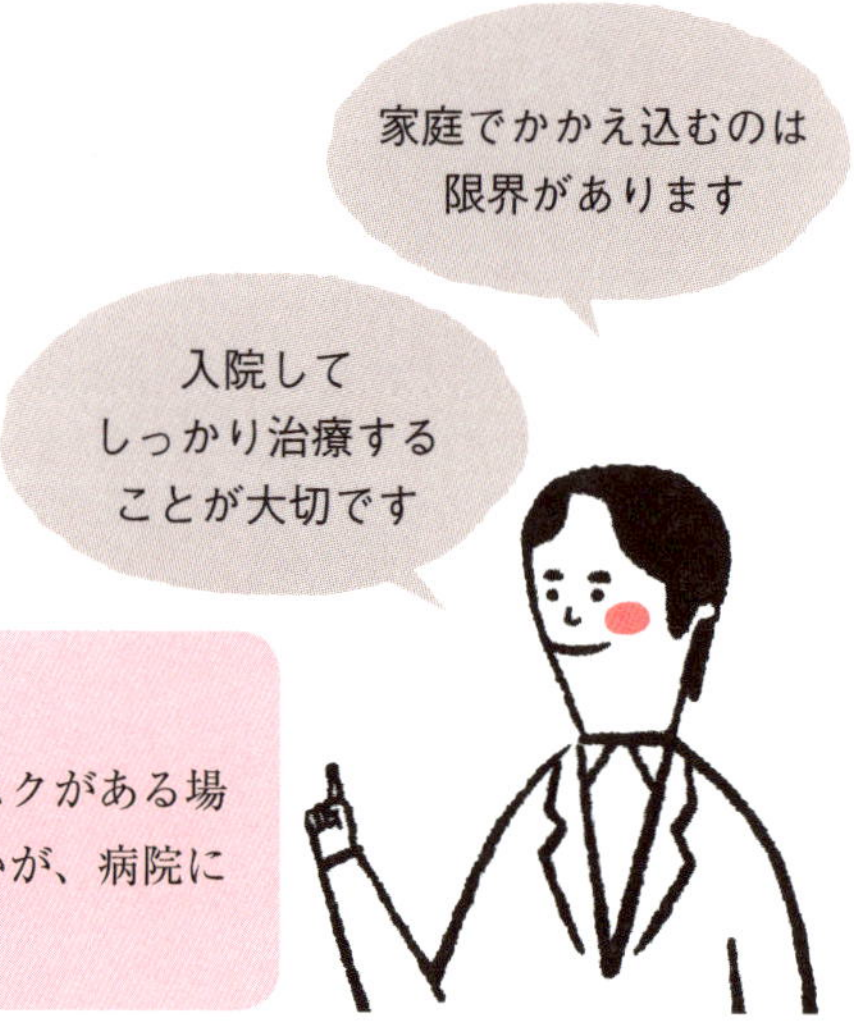
家庭でかかえ込むのは限界があります
入院してしっかり治療することが大切です

躁状態が激しい

人間関係に著しい問題を引き起こしてしまう場合、家族だけで対処するのはむずかしい。

うつ状態で自殺のリスクがある

うつ状態がひどく、自殺してしまうリスクがある場合、完全に防止できるとは言い切れないが、病院に入院したほうがリスクは下がる。

さまざまな形態がある

入院の方法にはいくつかあり、躁状態の場合は「医療保護入院」も多い。

任意入院

本人の意思での入院

本人が入院の必要性を認め、入院する意思を示した場合におこなう。理想の形。

医療保護入院

保護者の同意で入院

本人が同意しなくても、精神保健指定医によって入院が必要と判断され、家族も同意した場合にできる入院。

措置入院

指定医が入院の必要性を認めた場合

警察などから届け出があり、2名以上の精神保健指定医が自傷、他害のおそれがあり、入院の必要があると認めた場合、本人や家族の同意なしで入院できる。

応急入院

例外的に用いられる

自傷、他害のおそれがあり、精神保健指定医がすぐに入院すべきと判断した場合、本人・家族の同意なしで72時間以内なら入院させることが可能。

精神保健指定医とは

一定の臨床経験を積み、厚生労働大臣からの指名を受けた精神科医。患者さんの非自発的な入院や拘束などの判断をする。

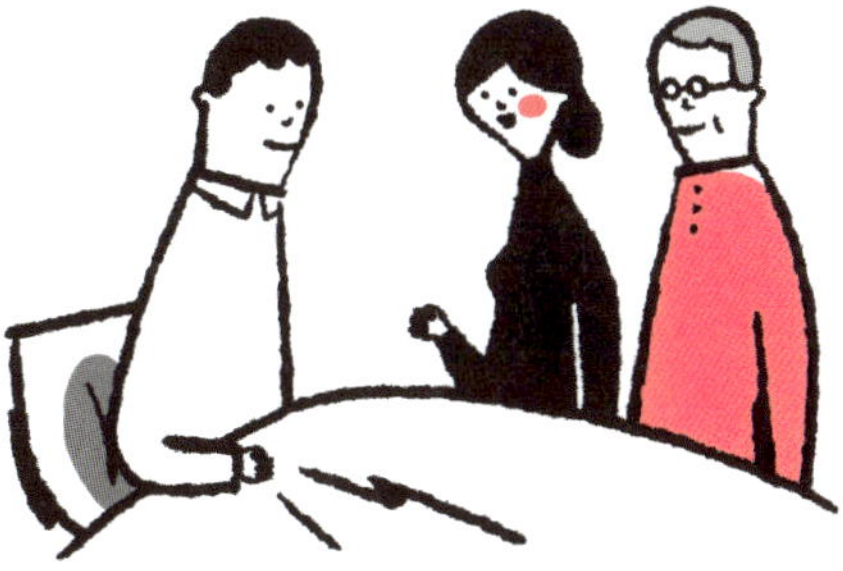

入院したからといって患者さんを病院にまかせきりにせず、こまめに面会に行こう。あれこれ世話を焼かなくても、顔を見るだけ、世間話をするだけでOK。

column

職場の人が「双極性障害かな？」と思ったら……

職場の同僚が、双極性障害かもしれないと感じたら、まずは会社に相談を。産業医や専門医への受診をうながします。休職が必要な場合には、きちんと制度を説明し、安心して休める環境を作ってあげることが大切です。

こんなサインに注意！

- □ 急に人が変わったようになる
- □ ミスが急に増える
- □ 人間関係のトラブルが増える

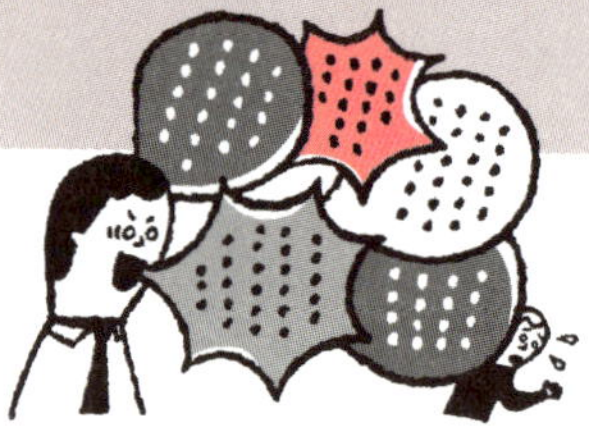

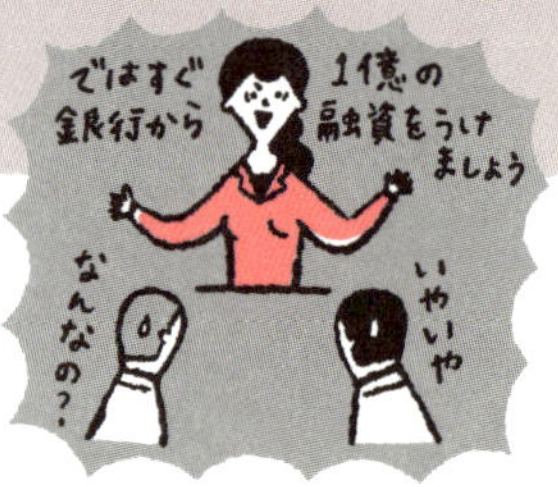
ではすぐ銀行から
1億の融資をうけましょう
なんなの？
いやいや

上司などに相談、受診をすすめる

立場が上の人に相談をし、受診をすすめてもらう。無理に受診をすすめるよりも、「心配だから一度お医者さんにみてもらってはどうか」と伝える。

問題行動に対する対応をする

会社にとって損害となりかねないような行動がある場合には、出勤停止など、社会的な対応をとるのも一法。

Part.4

患者さんとむき合って、再発を防止する

● 病気に気づく

「人が変わった」ようになるのは、脳が変わったせい

人はだれでも気分の波がありますが、それがふつうの範囲を超えている場合には注意が必要です。たとえば、明るくおだやかな性格の人が、突然、ひどくイライラしたり、ひっきりなしにしゃべり続けたり、突拍子もないことをはじめるなど、異常に高揚した言動をとりはじめたときには躁状態があらわれている可能性があります。

今までの「あの人」こそ本来の姿

躁状態が発症すると、周囲の人に暴言を吐いたり、暴れたり、借金をしたりといった、それまでのその人には考えられないような行動をとります。そのため、「あの人は変わった」とショックを受けて、離れていってしまう人も多いものです。実際、ひどいことを言われたりするのですから、その気持ちもわからなくはありません。

けれども、そんなときにはその人の過去に目を向けてください。今までふつうだった人が急に問題行動ばかり起こすのは、冷静に考えれば明らかにおかしなことで、病気を疑うべきです。今までの姿がその人本来の姿であり、今は病気の症状が出ているだけなのです。双極性障害は脳の異常が原因ですから、「人が変わった」のではなく「脳が変わった」といえるでしょう。

躁状態の前触れは、イライラして飲酒量が増える、眠らなくても元気いっぱいなど、人によってさまざまです。

はじめて発症するときには前触れに気づきにくいものですが、一度発症した後なら、前触れ症状に注意することで、再発をおさえることができます。

突然変わるのは病気の証拠

病前

のんびりして
おとなしい性格
だったのが……

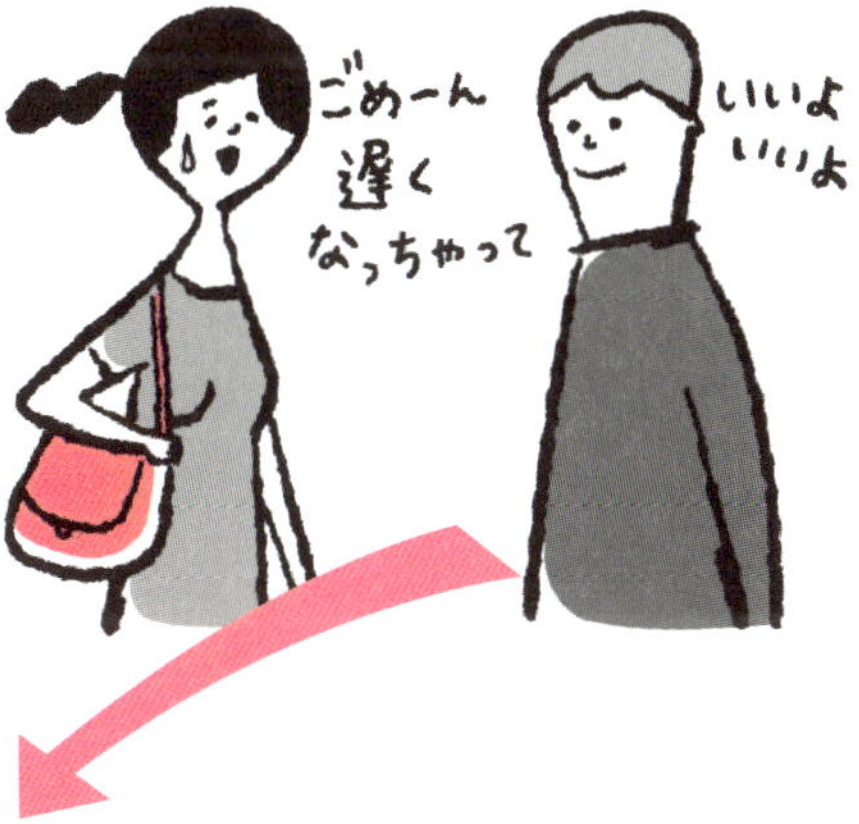

ごめーん
遅く
なっちゃって
いいよ
いいよ

発症

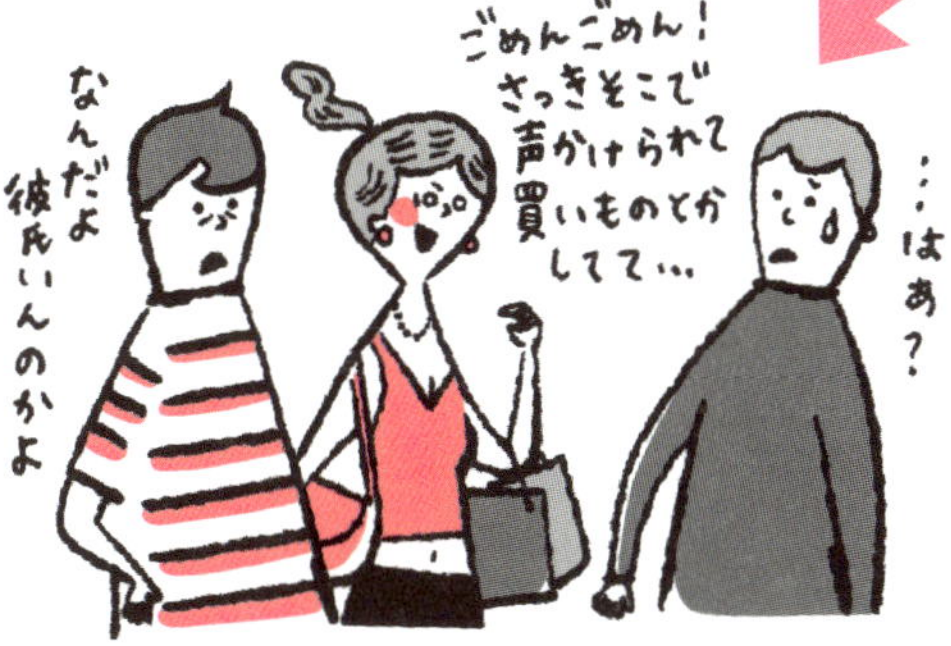

なんだよ
彼氏いんのかよ
ごめんごめん!
さっきそこで
声かけられて
買いものとか
してて…
…はあ?

打って変わって
口数が増え、
派手になった……

このとき、どう思う?

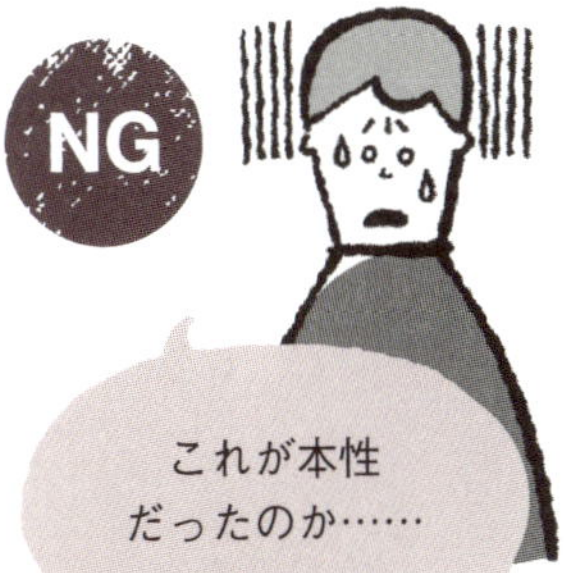

NG

これが本性
だったのか……

急に言動が変わると、「これが本性だったのか、こんな人だったのか」と感じてしまう人が多い。しかし、それまでふつうだった人が急に変わるというのは、その裏になにかがあると考えたほうが自然なはず。

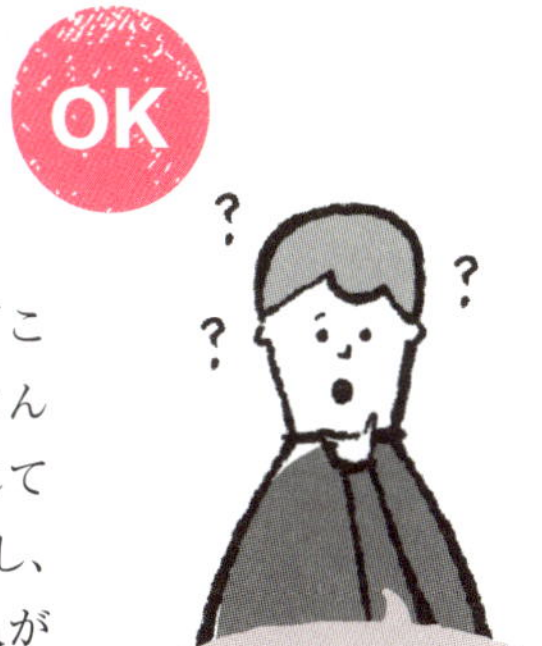

OK
?
?
?

今までこんなこと
なかったのに、
おかしい

●医療機関にむかわせる

根気強く説得して前向きに取り組む

双極性障害は、放っておくと症状がひどくなり、最悪の場合には自殺を企てることも少なくありません。そうした事態を防ぐために、症状があらわれたら、いち早く治療を受けましょう。

しかし、双極性障害の場合、受診すること自体がむずかしいという問題があります。うつ状態のときには、本人がつらい気分に苦しんでいるので、自ら受診することも多いのですが、躁状態のときは、本人に病気の自覚がないので、周囲の人が受診をすすめても聞く耳をもちません。そのため、いかに本人を納得させて受診させるかが、治療の大きな鍵となります。

「おかしい」と思ったら精神科へ

なにかいつもと違う症状に気づいたら、「あなたのことを心配している」という点を強調しながら受診をすすめるとよいでしょう。受診を拒否されても、ごまかして病院へ連れて行ったりするのはよくありません。信頼関係が損なわれて、今後の治療にも影響が出てしまいます。

受診先は、精神科のあるクリニックや総合病院、精神科の専門病院です。クリニックは通いやすい立地にあることが多く、比較的症状の軽い人が通院しています。入院治療を受けられるのは、専門病院です。症状の重さや入院の必要があるかどうかに応じて受診先を選んでください。

どこに行けばよいかわからないときには、地域の保健所や各都道府県にある精神保健福祉センターに相談をすることもできます。

純粋に「心配している」と伝える

OK

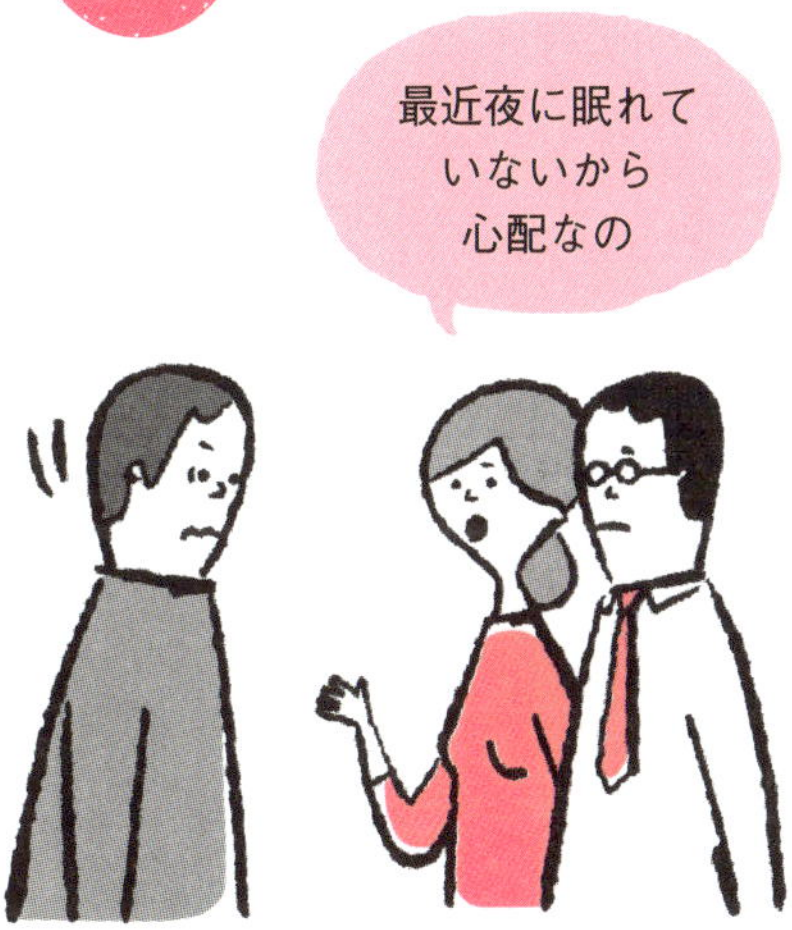
最近夜に眠れて
いないから
心配なの

・眠れていない、疲れているなど、体調に対しての心配をする

・目上の人や、患者さんが信頼している人、親戚などに同席してもらう

それでも本人が納得しない場合は、毅然とした態度で「病院に行ったほうがいいと思う」と伝えて、医療機関になんとかしてむかわせる。

NG

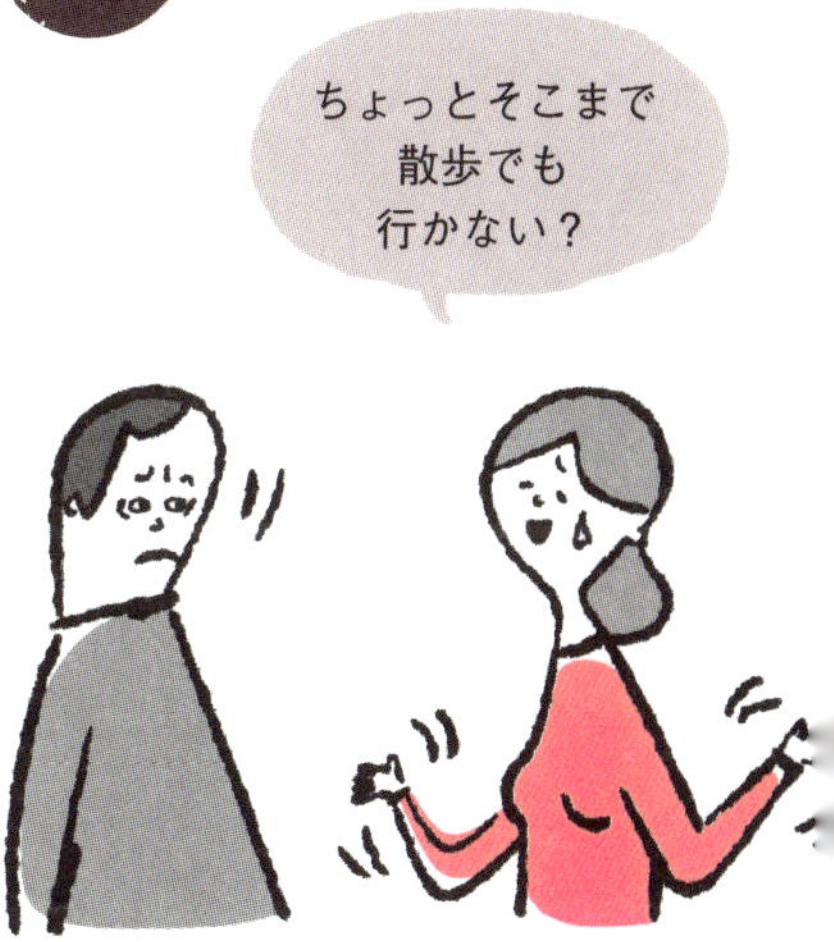
ちょっとそこまで
散歩でも
行かない？

・嘘をついて病院に連れて行こうとする

・最初から問題行動があると決めつける

患者さんが嘘だと気づけば、信頼関係がくずれて、不信感が生まれる。次から説得しても聞いてもらえず、治療がスムーズに進まない。

● 双極性障害とつき合う

患者さん、医師、家族。三者で協力する

双極性障害と診断されたとき、本人はショックを受けて、病気を否定するものです。そうした気持ちになることは自然なことですが、落ち着いてきたら、病気を受け入れて、前向きに治療に取り組んでいきましょう。双極性障害は長くつき合っていかなければならない病気ですが、薬を飲み続ければ症状をおさえることができ、以前と変わらない生活を送ることができます。

双極性障害の患者さんをかかえる家族も、大変な思いをしています。けれども、やはりいちばんつらいのは患者さん本人です。家族は患者さんの精神的なよりどころとして、また、服薬の管理をしたり、医師に症状を伝えたりするなど、全面的に治療を支えてあげてください。治療は、患者さん、家族、医師の協同作業なのです。

column **家族も自分の時間を大切にして**

双極性障害の患者さんと同居している家族は、どうしても患者さん中心の生活になりがちで、疲れ果ててしまうことが多いものです。共倒れを防ぐには、家族みんなで協力をして、各自が自由に過ごせる時間を作るなど、患者さんの看護だけの毎日にならないようにしましょう。

短時間でもひとりで外出したり、好きなことをするなど、リラックスできる時間をもつようにしてください。患者さんにとっても、家族がゆとりのある心で接してあげることが大きな支えになるのです。

スムーズな治療のためにはひとりも欠かせない

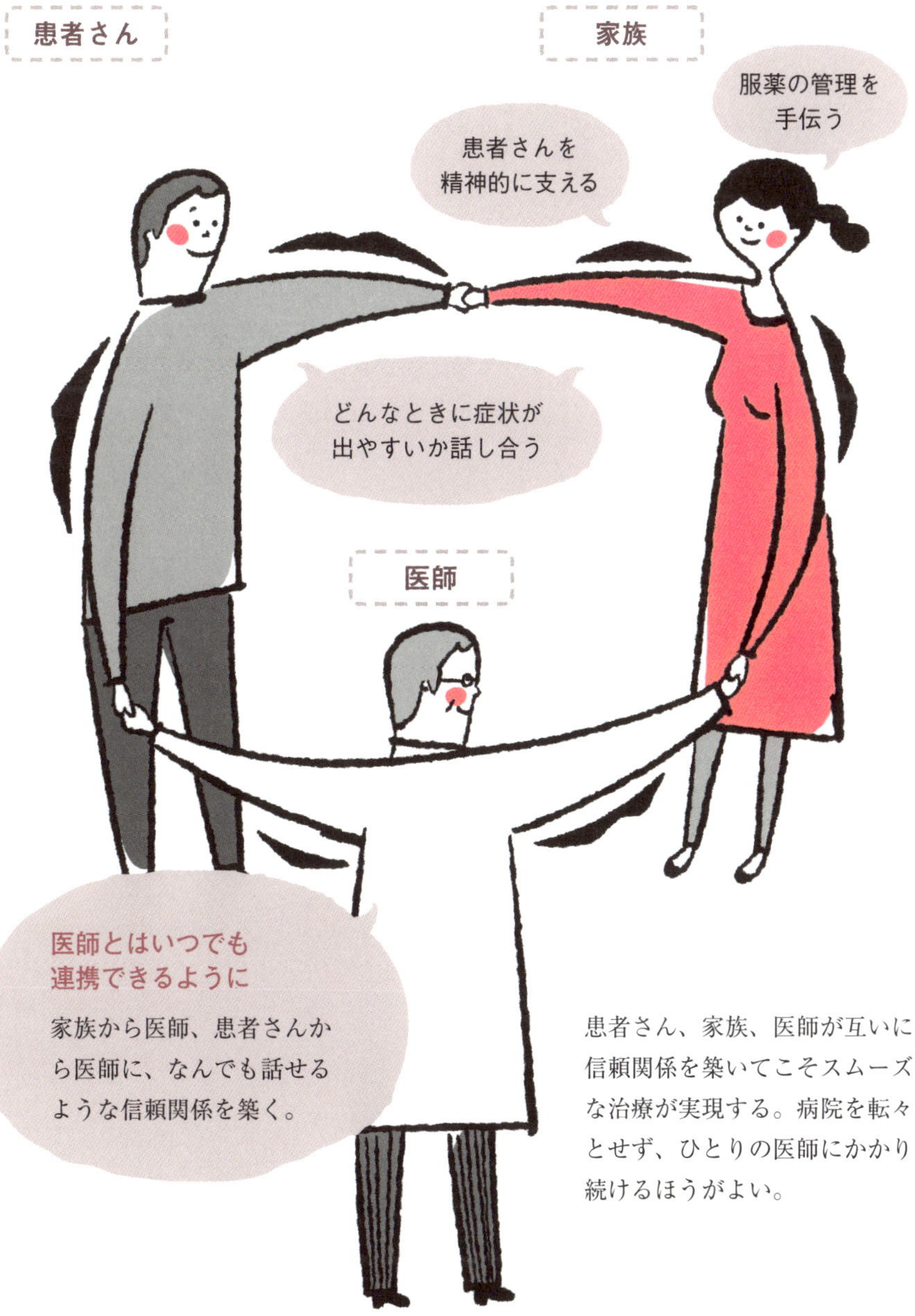
患者さん
家族
服薬の管理を手伝う
患者さんを精神的に支える
どんなときに症状が出やすいか話し合う
医師
医師とはいつでも連携できるように
家族から医師、患者さんから医師に、なんでも話せるような信頼関係を築く。

患者さん、家族、医師が互いに信頼関係を築いてこそスムーズな治療が実現する。病院を転々とせず、ひとりの医師にかかり続けるほうがよい。

●再発にそなえる

どんなときに症状が出るか一緒に話し合う

双極性障害は再発の多い病気で、発症をくり返すうちに、はたらけなくなって失業したり、人間関係が絶たれるなど、患者さんの生活の質を大きく損なうことが問題となっています。しかし、適切な治療を受ければ、再発を防ぐことができます。そのために、再発のサインを見逃さないことが大切です。

再発のサインとして一般的なのは、うつ状態であれば、「なにをしてもつまらない」「食欲がなくなる」「身だしなみにかまわなくなる」などです。躁状態であれば、「睡眠時間が短くなる」「怒りっぽくなる」「上機嫌でよくしゃべる」「次々と買い物してしまう」などがあげられます。ただし、症状のあらわれ方には個人差があるので、症状が落ち着いているときに、本人と家族で話し合いながら、患者さんにとってのサインを書き出しておきましょう。

一方的に決めつけず過去の事実を振り返る

その際、家族が本やインターネットなどの情報だけを頼りにして、「あなたはこういうときに発症している」などと決めつけても、患者さんは納得しません。一緒にこれまでの発症歴を振り返り、「あのときはこういう症状が出ていたよね」などと事実と照らし合わせながら、再発のサインを相談してください。過去の症状の強さを示したグラフにそのときの症状を書き込んだ記録を用意しておくと便利です。

こうして本人と家族が再発のサインを共有しておけば、徴候が見られたときに、薬を飲んだり、病院を受診するなど素早い対応をとることができます。

再発の「サイン」は人それぞれ

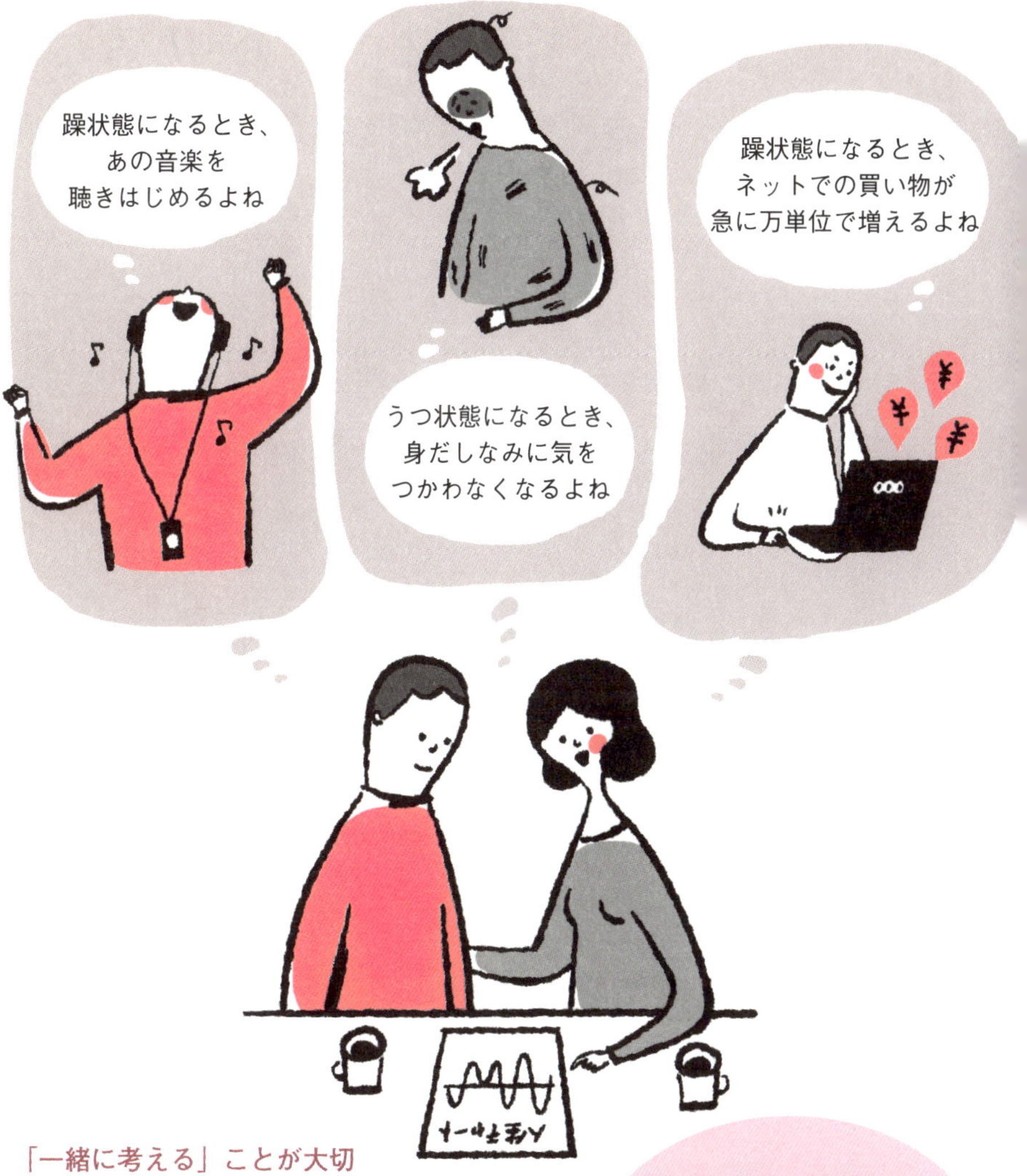

躁状態になるとき、
あの音楽を
聴きはじめるよね

うつ状態になるとき、
身だしなみに気を
つかわなくなるよね

躁状態になるとき、
ネットでの買い物が
急に万単位で増えるよね

「一緒に考える」ことが大切

再発のサインは、家族が一方的に決めつけず、「あのときはどうだったっけ？」というように、患者さんと一緒に話し合って探していく。

以前の記録を振り返る

これまでの症状の波と、そのときにあったできごとなどを照合しながら考える。

●躁状態のときの接し方

否定も肯定もせず、受け流す

双極性障害の患者さんをかかえる家族にとっていちばん大変なのは、患者さんが躁状態のときです。本人は気分がよくて自分はなんでもできると感じているため、家族はそうした言動に振り回されてしまいがちです。

コロコロ変わる気分を利用して話をそらす

患者さんは、「会社を設立する」「選挙に出る」など、次々と大きなアイディアを語り出します。それに対して、「わかった、そうしよう」と肯定するわけにはいきませんが、かといって「そんなことは無理」と否定すると怒り出してしまいます。「そんな計画があるんだ」などと、完全な肯定も否定もせず、受け流してください。

それでも患者さんが話を進めるときには、「ところで、あの話はどうなった？」などと、別の話に切りかえます。躁状態の患者さんは気分が変わりやすく、ひとつのことが長続きしません。それを利用して、うまく話をそらすとよいでしょう。

どうしても浪費が止まらず、大きな借金を背負うリスクがある場合は、法的対処について弁護士に相談を。

患者さんの脳は変わってしまっている

また、躁状態の患者さんの暴言によって、家族が傷つくことも多いものです。けれども、その暴言は本心ではありません。脳が変わってしまっている状態で発言しているだけなのです。

そのことを理解して、決して怒らずに、聞き流してあげてください。

接し方OK／NGリスト

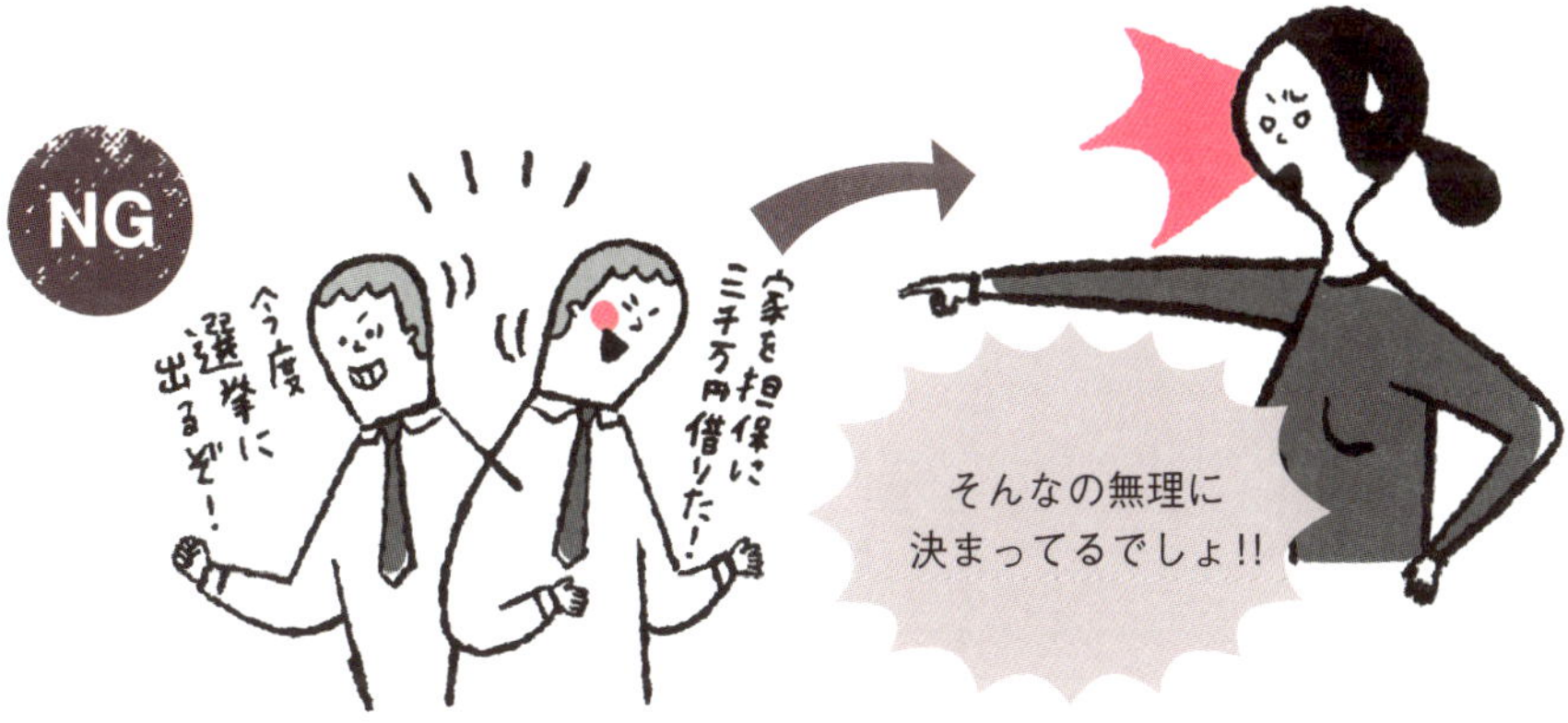
NG
今度選挙に出るぞ！
家を担保に三千万円借りた！
そんなの無理に
決まってるでしょ!!

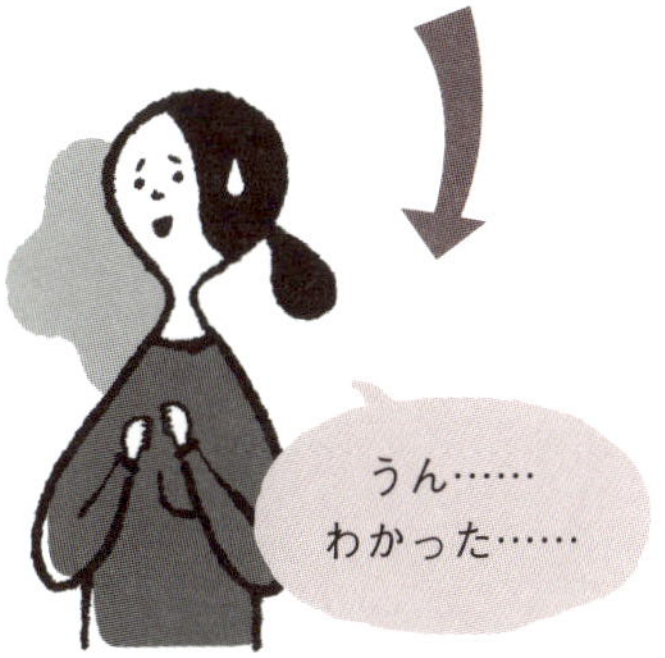
うん……
わかった……

怒る、否定する

躁状態の患者さんは、頭の回転が非常によくなっている。否定しても反論されてしまい、お互いに消耗するだけになる。

言いなりになる

患者さんをおそれて言いなりになれば、金銭的、人間関係的にも大きな損害が出るおそれがある。

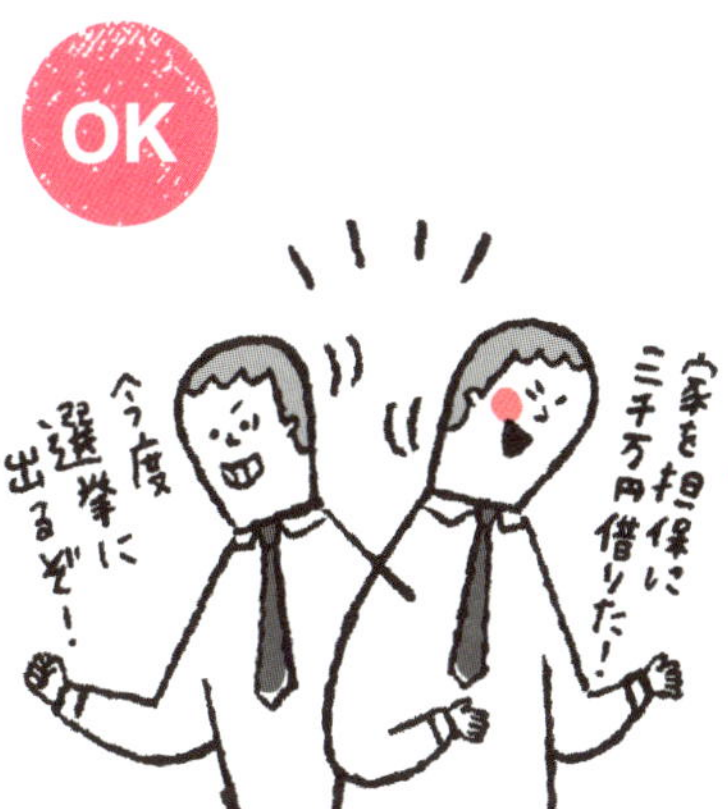
OK
今度選挙に出るぞ！
家を担保に三千万円借りた！

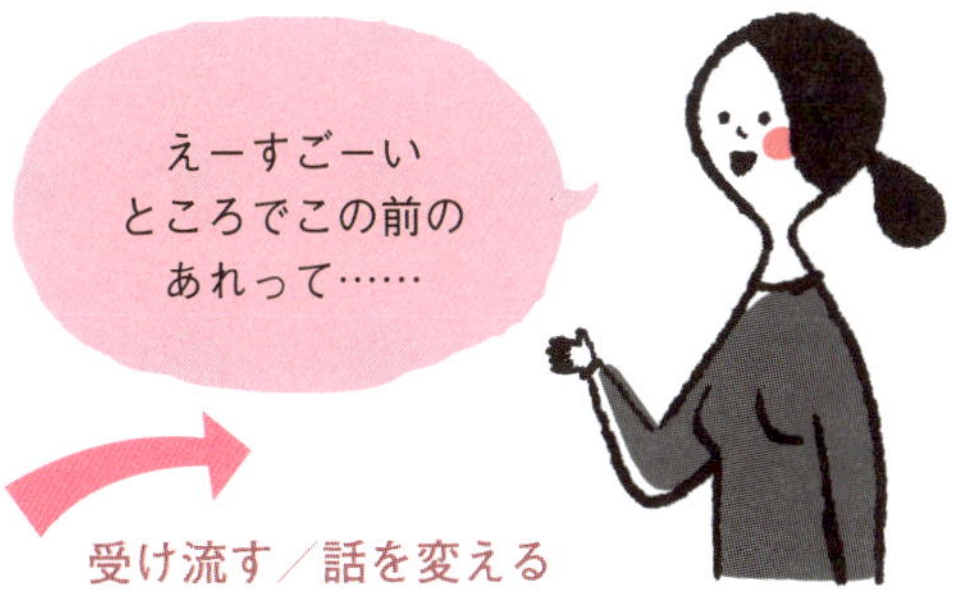
えーすごーい
ところでこの前の
あれって……

受け流す／話を変える

患者さんの頭のなかには次々とアイディアが浮かんでいる状態。それを利用して話を分散させて、うやむやにするのがベター。

● うつ状態のときの接し方

責めるのはNG！声をかけて寄り添う

うつ状態のときには、無気力になり、家事や仕事がはかどらなくなります。周囲の人は「怠けている」と思い、責めてしまいがちです。あるいは、必要以上に世話を焼きがちです。しかし、どちらの態度も患者さんにとってストレスとなるだけです。

もっとも大切なことは、患者さんの話を聞いてあげることです。アドバイスしようと話を遮ったりせずに、ただ受け止めてください。本人がなにも話さないときには、無理に聞き出そうとせず、一緒にいてあげるだけで十分です。「そばにいるから安心して」という気持ち、それこそが患者さんの求めていることなのです。

そして、うつ状態の患者さんは心身ともに疲れていますから、ゆっくり休ませてあげることが大事です。

column

否定しすぎ、心配しすぎは「EE（感情表出）」が高い状態

批判したり、世話を焼きすぎるのは、患者さんのことを心配しているからこそですが、患者さんにとってはストレスとなります。批判、過干渉、敵意など、家族の患者さんに対する感情表出を点数化したものをEE（Expressed Emotion）といいますが、統合失調症の研究において、高EEは再発率を高めることがわかりました。

双極性障害でも、批判的なコメントが再発率を高めるという報告があります。批判や過干渉に注意して、ほどよい関係を築きたいものです。

うつ状態　接し方 OK ／ NG リスト

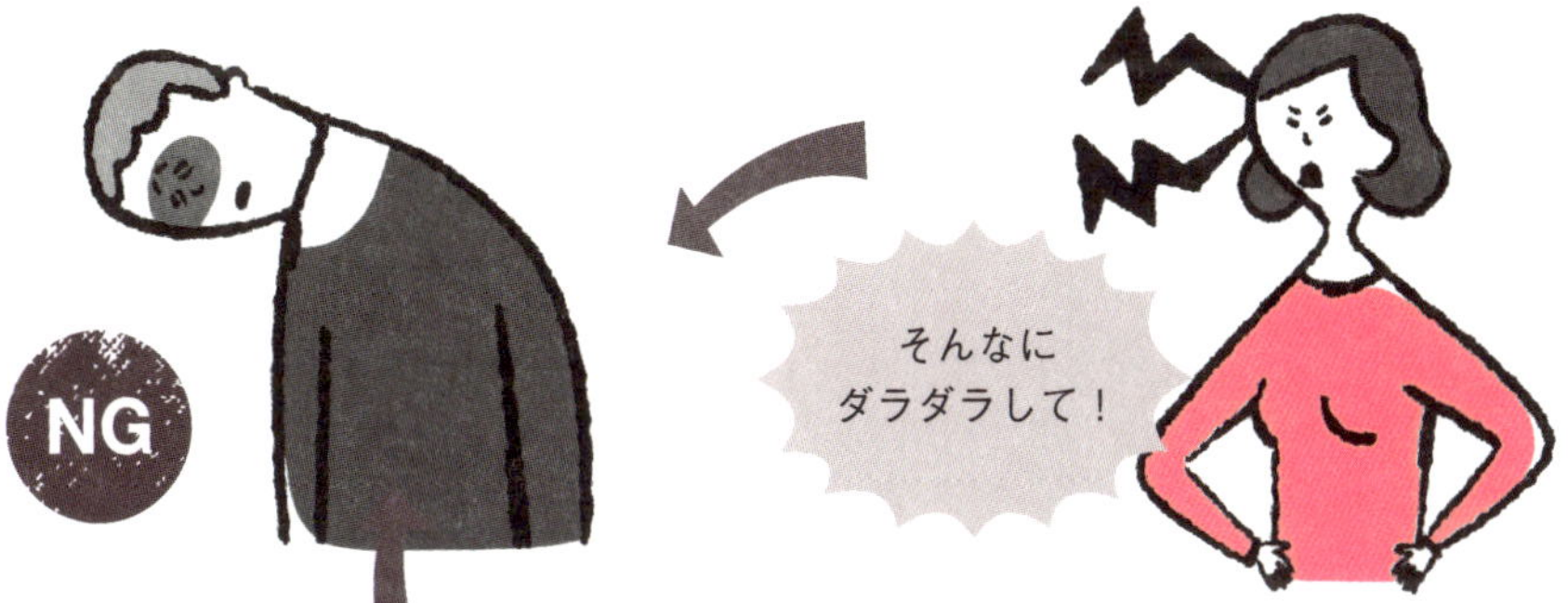
NG
そんなに
ダラダラして！

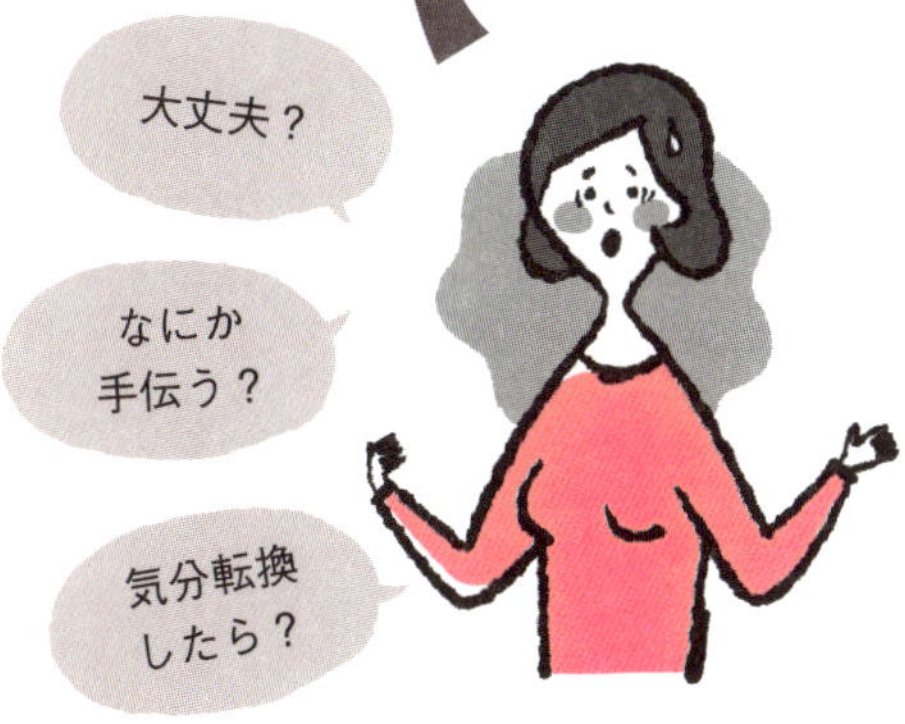
大丈夫？
なにか
手伝う？
気分転換
したら？

責める

うつ状態の患者さんを責めるのは絶対にNG！　自分を責めてしまい、自殺のリスクにもつながる。

干渉しすぎる

心配な気持ちをもつのは当然のことだが、それがかえって患者さんの重荷になることもある。

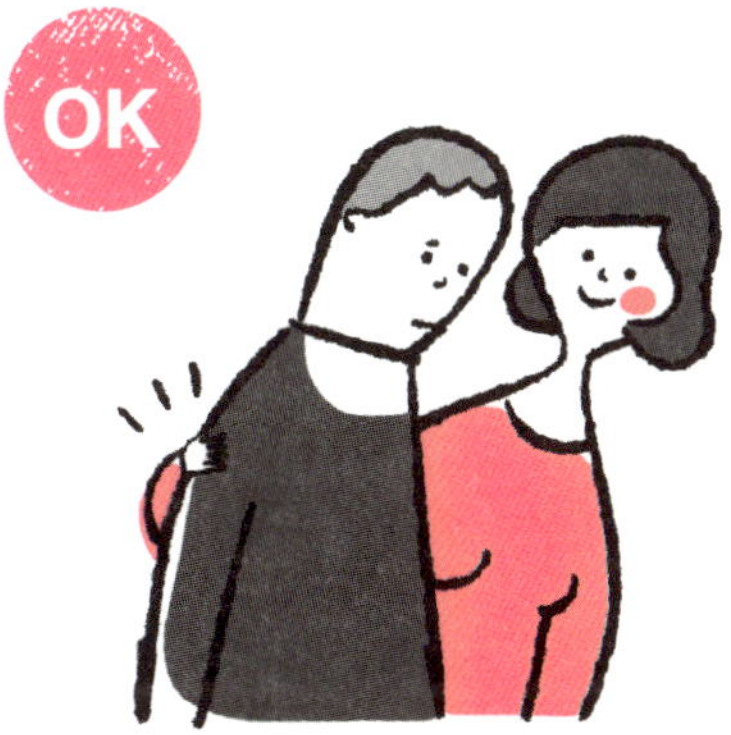
OK

そばにいると伝える

患者さんはひとりではない、自分たちがそばにいるということを伝えて、安心させてあげる。

無理をさせない

無理は禁物。十分な休息をとれるよう、無理をさせずに、休ませてあげるようにする。

● 薬の管理

周囲が一緒に管理すればより適切な治療になる

双極性障害では、症状が安定しているときでも、再発を防ぐために薬を飲み続ける必要があります（60ページ）。

しかし、これは簡単なことではありません。だれでもそうですが、症状がないときに薬を飲み続けるのは面倒ですし、うっかり忘れてしまうことも多いものです。

ましてや躁状態になったら、必ずといっていいほど薬を飲まなくなります。とくにはじめて躁状態を発症したときには、家族が説得して薬を飲んでもらおうと思ってもまず無理。入院して治療を受けてください。

「サイン」に気づいたら　いつも以上に慎重に

症状が落ち着いているときは、患者さんの治療を支えるために、家族が薬の管理をするとよいでしょう。再発のサイン（84ページ）に気づいたら、「今はいつも以上にしっかり薬を飲むべきときだ」ということを互いに認識して、薬を管理してください。

薬を飲まない場合、本人が病気を受け入れているのかが鍵になります。この病気は薬でコントロールできる、ということを受け入れていない場合は、心理教育を受けて病気への理解をうながすことも必要です。病気を受け入れていたはずなのに、急に飲まなくなった場合は、躁状態が進んでいる場合もあるので、すぐに受診したほうがいいでしょう。

入院すれば、しっかり薬を飲むことができるので、症状が悪化してきたら、それ以上ひどくしないために、入院治療がのぞましいといえます。

薬の管理に関するQ&A

症状が安定している寛解《かんかい》期の
薬の服用の注意点を見ていきましょう。

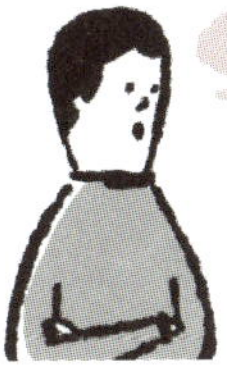

Q 薬の説明は家族も受けるべき？

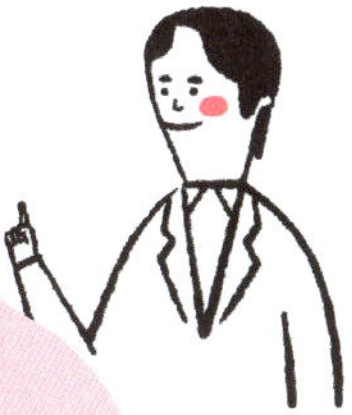

A **はい。家族も「なんのための薬か」をしっかり理解しましょう**

患者さんが今服用している薬は、どの症状に対してのものなのか、家族も把握しておけば、患者さんに薬の重要性を説明できる。

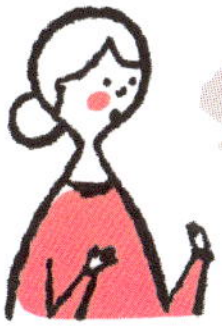

Q 飲み忘れを防ぐには？

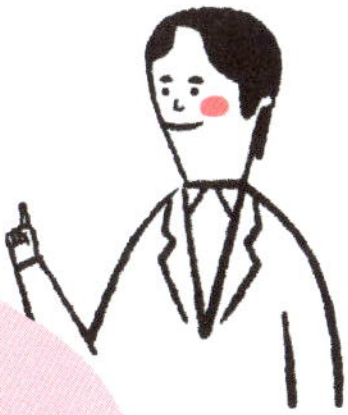

A **1日分、1回分に分けておきましょう**

薬は処方されたら、1日分、1回分ごとに分けておく。カレンダー状になったピルケースなどもあるので利用するのも一法。

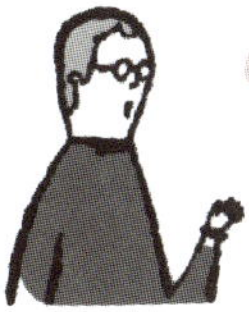

Q どの程度まとめてわたすべき？

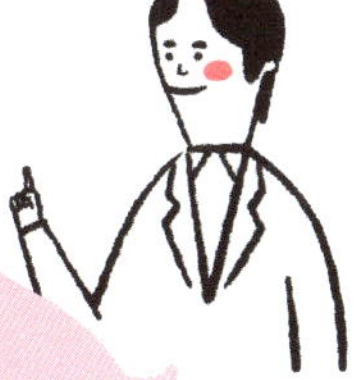

A **1回ごとがいいでしょう**

うつ状態の場合には一度にまとめて薬をわたすと、大量に服薬して自殺を図る危険性もある。1回ずつわたすのが安心。

● 自殺を防ぐ

患者さんを ひとりにしない

双極性障害では、うつ状態のときに自殺を図ることが少なくありません。自殺を思いとどまらせるには、患者さんの話をただ聞いてあげることが大切。死をほのめかしたとき、いきなり説教やアドバイスをするのはいけません。患者さんは「やはりだれもわかってくれない」と、孤独感を募らせてしまいます。

自殺の危険が迫っているときには、決してひとりにしてはいけません。必ずそばにいてあげてください。

しかし、万全の対策をとっても自殺を完全に防ぐことはむずかしく、危険が迫っているときは専門家の力を借りることが必要です。

家族ではどうしたらよいのかわからない場合は、入院の検討も含め、医師に相談してください。

column

希《き》死《し》念慮《ねんりょ》が強い場合、「通電療法」も選択肢に

死にたい気持ちが強いときには、即効性の高い通電療法（ECT）が効果的です。通電療法とは、頭部に通電して脳内の神経伝達を改善する治療法で、うつ病に効果的です。昔は通電時に全身けいれんが誘発されたり、懲罰的に使われたこともあって、よくないイメージが根づいていましたが、近年では、患者さんの同意を得てから全身麻酔をかけて、手術室で呼吸循環管理をしながらおこなうなど、安全性も確保されており、新しく生まれ変わった治療法といってもよいくらいです。

患者さんが「死」を口にしたら……

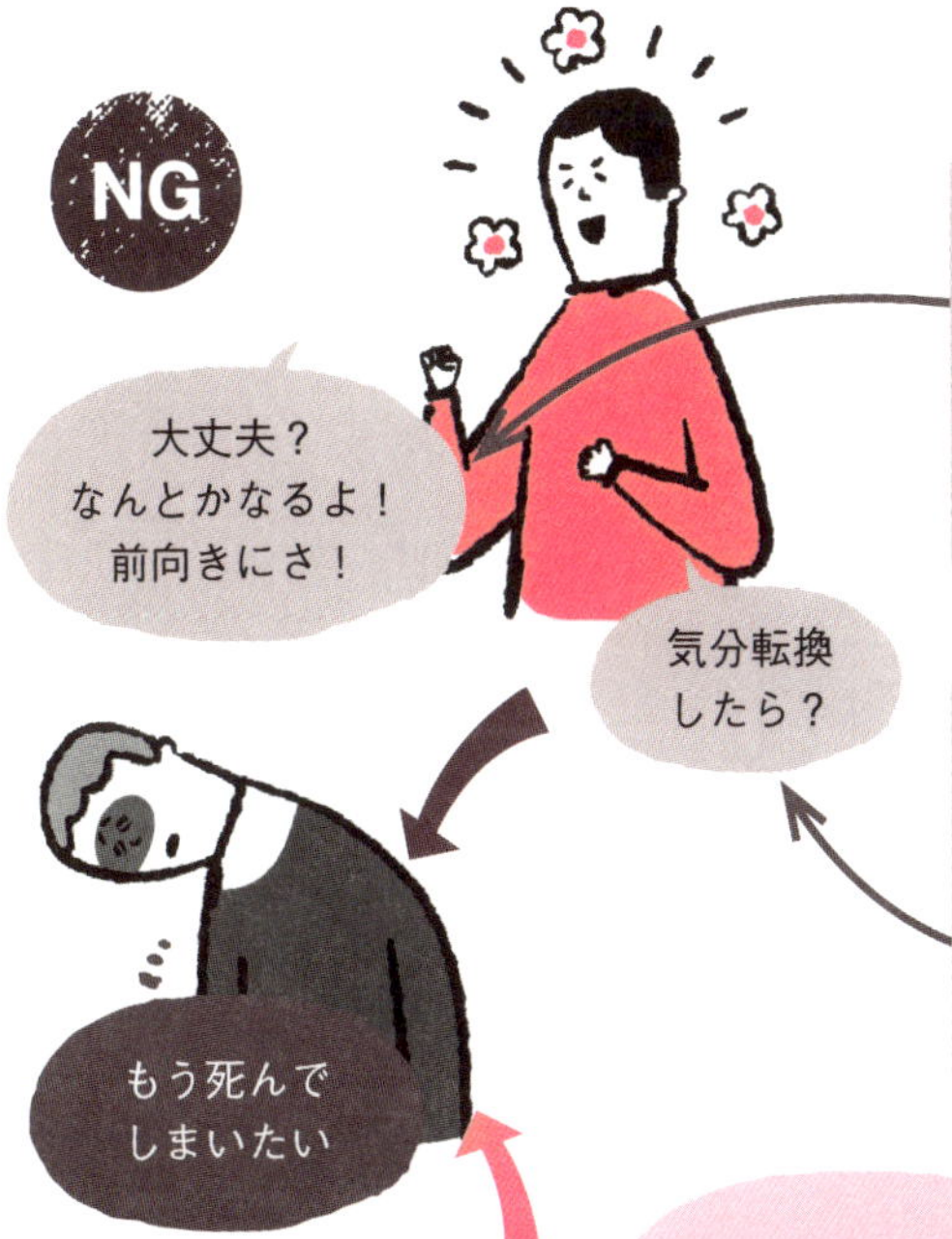
NG
大丈夫？
なんとかなるよ！
前向きにさ！
気分転換
したら？
もう死んで
しまいたい

余計なアドバイス

余計なアドバイスをしても、患者さんには効果がないだけでなく、プレッシャーになってしまうことも。

気分を変えさせようとする

患者さんからしてみれば、「気分転換をして気持ちが落ち着くなら、もうとっくにしている」という状態。

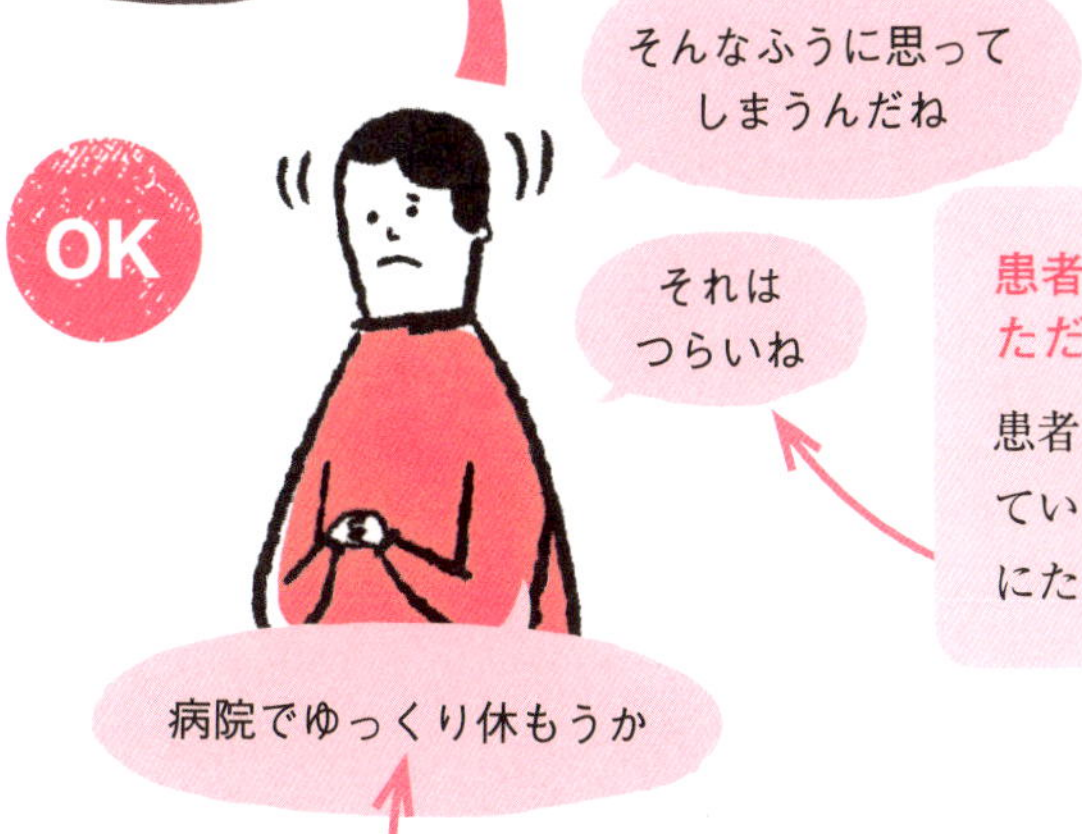
OK
そんなふうに思って
しまうんだね
それは
つらいね
病院でゆっくり休もうか

患者さんの思いを
ただただ聞く

患者さんがなぜ死にたいと思っているのか、なにがつらいのかにただ耳を傾けるだけでいい。

入院という
選択肢を提示する

入院して病院にいれば、家庭にいるよりも自殺のリスクは減らせることが多い。

双極性障害は治る病気か？

薬物療法で落ち着いてきたら それは治ったのと同じ

治療を続けていると、「はたしてこの病気は治るのだろうか」と不安に思うときがあるでしょう。

双極性障害は治るかと考えたとき、寛解《かんかい》（症状が消えている状態）はするけれど、再発もしやすいため、完治はむずかしいと思う人もいるかもしれません。

けれども、薬を服用し続けることで、再発を防ぐことは可能です。症状が落ち着いていれば、双極性障害ではない人と変わりませんから、治ったのと同じだといえるでしょう。

たとえば、高血圧や糖尿病の人も、薬を飲み続けながら血圧や血糖値をコントロールして、大きな病気の発症を防いでいますが、双極性障害も、病気とのつき合い方という点ではそれらとまったく変わりないのです。

症状をコントロールできれば 社会復帰もできる

双極性障害を発症しても、薬によって症状をおさえられていれば、仕事を続けることはできます。実際に、再発をおさえながら、さまざまな仕事や家事をおこなっている人は大勢います。

注意したいのは、躁転を招きやすい徹夜をしないことです。どのような仕事であれ、規則正しい生活とストレス解消を心掛けてください。

定期的に受診して医師と再発のサインが出ていないかなどを話し合い、薬を飲み続ける。家族とも、再発のサインについて話し合っておく。これらのことを守れば再発はかなり防げますし、再発しても軽くて済みます。前向きに、治療に取り組んでいきましょう。

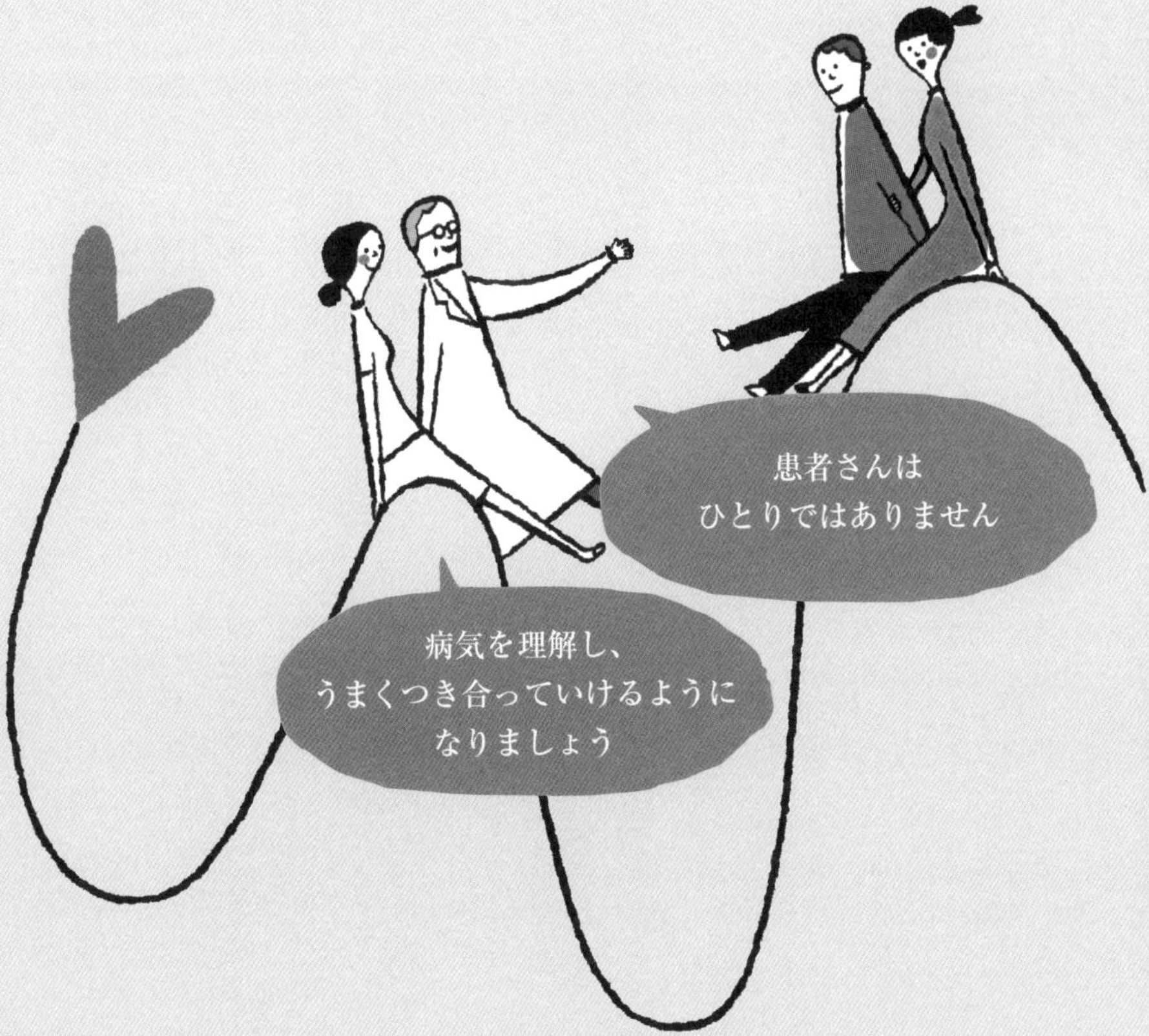
患者さんは
ひとりではありません
病気を理解し、
うまくつき合っていけるように
なりましょう

●参考資料
『双極性障害―躁うつ病への対処と治療』加藤忠史（筑摩書房）
『躁うつ病とつきあう 第２版』加藤忠史（日本評論社）
『躁うつ病はここまでわかった　第２版；患者・家族のための双極性障害ガイド』
加藤忠史、不安・抑うつ臨床研究会（日本評論社）
『対人関係療法でなおす 双極性障害』水島広子（創元社）
『双極性障害の心理教育マニュアル；患者に何を、どう伝えるか』秋山剛、尾崎紀夫監訳（医学書院）
『双極性障害（躁うつ病）のことがよくわかる本』野村総一郎（講談社）
『バイポーラー（双極性障害）ワークブック　気分の変動をコントロールする方法』
モニカ・ラミレツ・バスコ（星和書店）
『ＤＳＭ-Ⅳ-ＴＲ　精神疾患の分類と診断の手引き』高橋三郎・大野裕・染矢俊幸訳（医学書院）
『こころの病気のサイエンス』加藤忠史（日本評論社）

躁うつ病のホームページ 双極性障害 Web サイト　http://square.umin.ac.jp/tadafumi/
双極性障害（躁うつ病）（日本イーライリリー株式会社）https://www.bipolar.jp/
日本うつ病学会ホームページ　http://www.secretariat.ne.jp/jsmd/index.html

監修者……加《か》藤《とう》忠《ただ》史《ふみ》

1988年東京大学医学部卒業。滋賀医科大学精神医学講座助手、東京大学医学部附属病院講師を経て、現在、理化学研究所脳科学総合研究センター疾患メカニズムコア・コア長、精神疾患動態研究チーム・シニア・チームリーダーを務める。

心のお医者さんに聞いてみよう
「双《そう》極《きょく》性《せい》障《しょう》害《がい》」ってどんな病《びょう》気《き》？

2012年10月1日　初版発行

監修者　加《か》藤《とう》忠《ただ》史《ふみ》
発行者　大和謙二
発行所　株式会社大和出版
東京都文京区音羽1-26-11　〒112-0013
電話　営業部03-5978-8121／編集部03-5978-8131
http://www.daiwashuppan.com
印刷所　信毎書籍印刷株式会社
製本所　ナショナル製本協同組合

乱丁・落丁のものはお取替えいたします
定価はカバーに表示してあります

2012　Printed in Japan　ISBN978-4-8047-6208-1